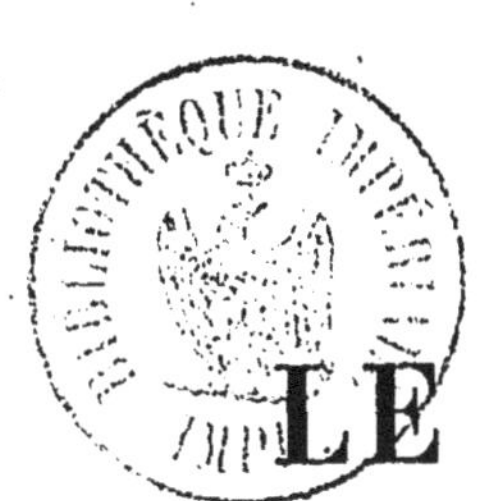

LE CHOLÉRA

D'APRÈS LES NEUF ÉPIDÉMIES

QUI ONT RÉGNÉ

A ALGER, DEPUIS 1835 JUSQU'EN 1865

LE CHOLÉRA

D'APRÈS LES NEUF ÉPIDÉMIES

QUI ONT RÉGNÉ

A ALGER, DEPUIS 1835 JUSQU'EN 1865

PAR

Le Docteur M. A. VINCENT

Médecin-Major de 1re classe à l'Hôpital militaire du Dey
Chevalier de la Légion-d'Honneur, Officier de l'ordre des SS.-Maurice-et-Lazare
Président de la Société de Médecine d'Alger

ET

Le Docteur V. COLLARDOT

Médecin de l'Orphelinat de Mustapha supérieur
Médecin-Adjoint à l'hôpital civil d'Alger, Trésorier de la Société de Médecine.
et de l'Association des médecins du département d'Alger

PARIS

LIBRAIRIE DE LA MÉDECINE, DE LA CHIRURGIE ET DE LA PHARMACIE MILITAIRES

VITCOR ROZIER, ÉDITEUR

Rue Childebert, 11, près la place Saint-Germain-des-Prés.

1867

PRÉFACE

Il y a cinq mois, au moment de faire paraitre dans le *Bulletin de la Société de médecine d'Alger* l'ouvrage que nous extrayons aujourd'hui de cette publication, nous le faisions précéder de l'Avant-propos suivant :

« En présence des épidémies de choléra qui, depuis 1835, ont régné dans la ville d'Alger, au nombre de neuf, formant quatre groupes de deux années chacune et dont la dernière, par suite de cette loi de dualité, est une menace très vivement sentie aujourd'hui même, la Société de médecine d'Alger a dû se préoccuper des moyens propres à prévenir de nouveaux malheurs.

Dès la fin de décembre dernier, alors que l'épidémie de choléra venait de s'éteindre, une commission composée de MM. les docteurs Ferrus, médecin en chef de l'hôpital civil, Vincent, médecin-major de 1re classe à l'hôpital du Dey, Alcantara et Collardot, médecins-adjoints à l'hôpital civil, fut chargée du soin d'étudier les faits épidémiques récents et de proposer, à la suite de cette étude, les mesures de préservation propres à faire cesser, autant que possible, un état de choses si compromettant.

Après plusieurs réunions de la commission dans lesquelles les bases des recherches à faire furent débattues et posées, MM. Vincent et Collardot se mirent activement à l'œuvre et le travail qui résulta de cette collaboration fut lu dans les séances des 1er février et 6 mars derniers, par M. Collardot, rapporteur désigné de la commission.

Mais ce travail, dans lequel l'histoire du passé fut déjà invoquée au profit de l'avenir, n'était guère encore qu'une ébauche. La Société de médecine, en accordant à la lecture de cet aperçu une attention bienveillante et en adoptant ses propositions contagionistes, encourageait évidemment les auteurs à compléter, dans le sens des idées accueillies, l'œuvre à laquelle une recherche plus approfondie apportait chaque jour de nouveaux et très-importants détails.

C'est ainsi que le rapport primitif s'est trouvé peu à peu transformé en un long mémoire qui, s'il a gagné par le nombre et la force des vérités qu'il renferme, a le malheur de les produire un peu tard et de s'être ainsi laissé distancer dans ses conclusions depuis longtemps formulées. »

Depuis le jour où ces lignes ont été imprimées et au moment même où le *Bulletin* allait paraître, une nouvelle épidémie de choléra, importée de Marseille à Sidi-Ferruch, lieu de la quarantaine imposée sur le littoral algérien aux arrivages de France, est venue malheureusement réaliser nos appréhensions en s'étendant à la ville d'Alger et à quelques contrées de la Kabylie. Cette dixième invasion cholérique, que l'active et généreuse sollicitude de Son Exc. M. le Maréchal Gouverneur de l'Algérie si bien secondée par les autorités militaires et civiles n'a pu empêcher, ne doit point entrer dans le plan de notre ouvrage, car elle finit à peine aujourd'hui et nous n'en possédons point encore assez tous les éléments ; mais, nous pouvons affirmer que les faits à notre connaissance confirment pleinement nos déclarations sur les causes et la propagation habituelles des épidémies cholériques d'Alger.

Malgré notre déférence pour les personnes, il est possible que nous blessions des opinions professionnelles contraires aux nôtres ; nous le regretterions vivement, car nous n'avons d'autre but que de faire prévaloir ce que nous croyons être une vérité utile.

D'autres part, si quelques *épidémistes exclusifs* nous réprouvent et nous repoussent, nous leur opposerons de hautes autorités médicales favorables à notre thèse.

« L'épidémicité, dit M. Michel Lévy (1), l'épidémicité qui est la cause de l'extension naturelle de l'épidémie, est-elle autre chose qu'une supposition probable quand la même maladie éclate simultanément, sur des points très éloignés, gratuite quand sa propagation est successive, et l'on sait aujourd'hui combien ce dernier mode d'extension peut devenir rapide par le moyen de la vapeur sur terre et sur mer. Les esprits superficiels se complaisent dans l'invocation des banalités professionnelles ; les hommes de laborieuse enquête s'attachent aux faits, entreprennent des vérifications difficiles. Parcourez les nombreuses relations d'épidémies adressées à l'Académie de médecine par une majorité de praticiens des petites villes et des campagnes : tous ceux, qui ont eu, comme moi, à en opérer le dépouillement, sont frappés des indications précises qu'elles contiennent sur l'origine des premiers cas, sur leur multiplication, sur le passage de ces épidémies d'une localité à une autre. Le cadre plus vaste des grandes épidémies, leurs allures plus turbulentes, les apparentes irrégularités de leur marche, leurs oscillations de gravité, tout cela se laisse analyser moins aisément et déroute ou décourage l'investigation ; cependant, observées à leur naissance, suivies dans leurs premiers pas, elles ne diffèrent pas toujours, quant à leur propagation, des épidémies plus restreintes. Il nous a été donné d'assister de près aux premiers développements du choléra qui a pesé pendant plus d'une année sur notre armée d'Orient, à la formation successive de ses foyers depuis Marseille jusque derrière Sévastopol, en passant par le Pirée et par la côte de Bulgarie ; nous avons compté les premiers cas de typhus à l'armée, (février 1855), et nous en avons suivi l'évolution, d'abord très modérée, et, plus tard, si meurtrière. L'épidémicité n'avait là aucun rôle, l'importation et l'exportation ont fait le mal. »

---

(1) Traité d'hygiène, 3ᵉ édition, tome 2, page 456, Paris 1857.

En définitive, nous avons l'espoir que notre publication, par l'ensemble et le détail des preuves qu'elle fournit, répondra au désir loyal de la vérité exprimé par les hommes consciencieux dont nous éloigne une simple divergence d'opiniou.

« Des faits généraux, authentiques, précis, embrassant à la fois des masses de sujets ou des pays tout entiers, relatés avec tous les détails qui les entourent, et contrôlés de manière à ne permettre ni doute, ni méfiance, voilà les faits positifs à produire pour prouver la contagiosité cholérique » (1) :

Tel est l'appel fait par un de nos plus illustres et plus honorés adversaires aux preuves qui pourraient seules ébranler ses convictions anti-contagionistes.

L'ensemble des faits que nous apportons suffira-t-il aux *désirata* exprimés par notre éminent contradicteur ? Nous le souhaitons vivement, et notre ambition serait plus que satisfaite] si nous avions le bonheur de conquérir à la doctrine que nous défendons un des esprits les mieux faits pour en assurer le triomphe définitif.

Alger, le 16 décembre 1866.

---

(1) Examen théorique et pratique de la question relative à la contagion et à la non contagion du choléra. Rapport à la Société d'émulation par M. le Dr Cazalas, Inspecteur du service de santé militaire.

PREMIÈRE PARTIE

HISTOIRE ANALYTIQUE ET CRITIQUE

DES NEUF ÉPIDÉMIES CHOLÉRIQUES

QUI ONT RÉGNÉ A ALGER DEPUIS 1835.

DU CHOLÉRA D'ORAN EN 1834,

PRÉLUDE DES NOMBREUSES INVASIONS CHOLÉRIQUES DE L'ALGÉRIE.

Apparition du choléra au port de Mers-el-Kébir. — Admission des premiers cholériques a l'hôpital militaire d'Oran.

C'est le 26 septembre 1834 que le choléra, selon toute apparence importé des côtes d'Espagne où nous savons qu'il sévissait, à Carthagène et à Gibraltar particulièrement, fit sa première invasion en Algérie au port de Mers-el-Kébir.

« Du 26 au 28 septembre 1834, dit M. Audouard (1), à qui nous empruntons cette relation de la première invasion cholérique africaine, un boucher du port de Mers-el-Kebir et une femme qui cohabitait avec lui, moururent à l'*hôpital militaire d'Oran* où ils avaient été transportés. Le 29, quatre des condamnés détenus au fort de Mers-el-Kebir entrèrent à l'*hôpital de ce fort*, atteints d'accidents cholériques trop manifestes pour qu'on pût douter de la présence du choléra à Mers-el-Kébir. Cependant la maladie semblait se borner à ce dernier lieu qui, à la date du 4 octobre, ne comptait encore que 18 personnes atteintes, dont 4 seulement avaient succombé. »

« Jusqu'au 5 octobre il n'y avait eu aucun cas de choléra à Oran, et l'on était si persuadé que cette ville en serait exempte, que la commission sanitaire ne balança pas à donner patente nette aux bâtiments qui en partiraient, aussi bien que de Mers-el-Kébir. »

---

(1) Histoire du choléra morbus qui a régné dans l'armée française, au nord de l'Afrique en 1834 et en 1835.

Développement du germe épidémique à l'hôpital. — Son extension au dehors.

Mais, dès cette époque, l'épidémie ayant éclaté parmi les malades de l'hôpital militaire, 9 jours après l'admission des deux cholériques venus de Mers-el-Kébir, elle ne tarda pas à s'étendre à la garnison et à la population civile, et, par suite de la désertion en masse des citadins indigènes, gagnant rapidement les villes de Mostaganem et de Mascara, elle ravagea en très peu de temps une grande partie du territoire de la province d'Oran, frappant surtout la ville de Mascara où, sur une population de 10,000 habitants, il en mourut 1457 pendant le seul mois d'octobre. »

M. Audouard nous représente cette épidémie, comme s'étant produite en deux périodes successives, l'une de croissance et l'autre de décroissance, de 20 jours chacune. Elle ne nous paraît avoir eu aucun rapport de causalité avec le premier choléra d'Alger que nous allons exposer, bien que la maladie ait gagné peu à peu, *par la voie de terre*, les environs d'Alger où elle existait, au dire de M. Audouard, à Médéah et à Milianah, avant qu'elle fût importée au chef-lieu de la colonie.

Indication du mode d'invasion et de propagation des épidémies ultérieures.

Nous n'inscrivons donc ce choléra de 1834, évidemment étranger à notre localité, que comme une préface contenant déjà *la formule,* si l'on peut ainsi dire, *du mode d'invasion et de propagation* des épidémies que nous avons à décrire, savoir : *l'importation par mer du levain cholérique, son élaboration épidémique* au sein des hôpitaux et des casernes, et *son expansion* rapide par suite du défaut d'isolement ou de la non évacuation complète des foyers établis. On peut déjà pressentir par ce début, qu'en Afrique, comme ailleurs, on ne s'est point contenté de recevoir le choléra, mais qu'on lui a même, en quelque sorte, choisi et préparé sa place ; qu'on l'a façonné et créé de toutes pièces, avant de le répandre de toutes parts, sous le vain prétexte de l'inutilité des obstacles.

PREMIÈRE INVASION CHOLÉRIQUE D'ALGER

ANNÉE 1835.

Topographie d'Alger.

Tout le monde connaît la disposition topographique d'Alger. chacun sait que cette ville, appuyée à une colline saillante tournée vers l'est, forme un massif triangulaire dont la base, baignée par la mer, est limitée, vers ses deux extrémités, au sud, par le fort Bab-Azoun, au nord, par le Fort-neuf ou Bab-el-Oued, et dont le sommet couronné par la Casbah est lui-même dominé, à quelque distance, par le fort l'Empereur. Au-delà des forts Bab-Azoun et Bab-el-Oued, les côteaux du Sahel, en s'éloignant du littoral, laissent à leur pied un grand espace, à pente douce. Là se trouve, au sud, le quartier extra-muros de l'Agha et de Mustapha, peuplé de maisons, de villas et de casernes baraquées dont une a été convertie en hôpital civil. Au nord, est le quartier Bab-el-Oued, où existent, sur le terrain de l'ancien palais d'été et des jardins du Dey, l'hôpital militaire et la caserne d'infirmiers, dite de la Salpétrière. Entre ces deux établissements et la ville, une agglomération d'habitations assez pauvres, connue sous le nom de cité Bugeaud et de faubourg Bab-el-Oued, est habitée surtout par la population espagnole.(1)

Telle est, en quelques mots, la physionomie de la ville d'Alger que nous avons cru devoir au moins esquisser, pour faire mieux saisir aux personnes étrangères à la localité la marche à peu près uniforme des neuf épidémies cholériques que nous allons décrire.

---

(1) Voir la carte.

Le choléra à Toulon et à Marseille. — Mesures préventives insuffisantes à Alger.

« Dès les premiers jours de juillet 1835, dit M. Audouard, la commission de santé d'Alger fut informée que le choléra règnait à Toulon, et, pour se conformer aux lois sanitaires, elle considéra comme suspectes toutes les provenances de ce pays. Un lazaret fut établi au fort Bab-Azoun, alors situé en dehors de la ville, et la quarantaine fixée à 7 jours. Pendant ce mois, un nombre considérable de passagers arriva par les bateaux à vapeur ou par des bâtiments marchands. Quelques bâtiments de l'État, qui avaient des *cholériques* à bord, le *Triton* principalement, furent éloignés du port et mis en rade pour éviter toute communication. »

Du Lazaret, où il a été importé, le choléra se propage au pénitencier Bab-el-Oued, et de là à l'hôpital du Dey.

C'étaient là, assurément, d'excellentes précautions qui auraient dû être efficaces ; mais, malheureusement, le service des quarantenaires du fort Bab-Azoun fut fait par des hommes du pénitencier qui, n'étant point assujettis à des mesures de séquestration, transportèrent le germe cholérique au fort Bab-el-Oued, où étaient entassés environ 600 condamnés militaires. C'est là que l'épidémie prit naissance, pour être aussitôt transportée à l'hôpital du Dey qui reçut les premiers malades, pendant que s'organisait dans l'enceinte contigue de la Salpétrière, sous la direction de M. le médecin en chef Antonini, le service spécial de cholériques ouvert aux condamnés d'abord, et bientôt à tous les corps de la garnison, concurremment avec l'hôpital Caratine situé au milieu de la ville. Ce fait si important, au point de vue de la filiation épidémique à son début, nous est rapporté par M. le docteur Périer, aujourd'hui médecin en chef de la division d'Alger et alors chirurgien sous-aide, attaché au service de M. Antonini. Nous insistons sur cette particularité de l'invasion cholérique de 1835, particularité confirmée du reste par la déclaration suivante de M. Audouard, à la page 29 de sa brochure.

« C'est de là, dit-il, (le Fort-neuf,) que les premiers cholériques étaient sortis, et l'on y aurait perdu beaucoup de monde, sans le parti que l'on prit de transférer les condamnés à Kouba où ils n'eurent plus que quelques malades. »

Attestation et appréciation de ce début cholérique, faites par le Moniteur Algérien du 6 août.

Ce début du choléra d'Alger est, du reste, encore plus explicitement reconnu par l'organe officiel du Gouvernement, le Moniteur algérien.

En effet, ce journal, à la date du 6 août, le jour même où il annonçait la nouvelle de l'attentat de Fieschi et où il transmettait à l'armée et à la colonie les adieux du Gouverneur-général, comte d'Erlon, rappelé en France, publiait dans sa partie non officielle la note suivante :

« Des bruits inquiétants s'étant répandus dans le public relativement à l'apparition du choléra au Lazaret d'Alger, nous croyons devoir exposer les faits avec sincérité ; ce sera le moyen le plus efficace de calmer les inquiétudes que cette circonstance aurait pu répandre dans le public. »

« Parmi les militaires en quarantaine au Lazaret, un soldat débarqué de la *Chimère* a été atteint, dans la nuit du 2 au 3, de vomissements, de crampes et de tous les symptômes précurseurs du choléra dont *il avait apporté le germe de Marseille.* »

« Aussitôt que la Commission sanitaire fut informée de cet événement, elle se réunit et délégua quelques uns de ses membres, MM. *Guyon*, chirurgien principal, et *Férat*, médecin ordinaire, pour se rendre au Lazaret, afin de constater la nature de la maladie ; il fut reconnu, en effet, que ce militaire était atteint du *choléra*, et il mourut dans la nuit. »

Suivent quelques réflexions sur la situation physique d'Alger destinées à rassurer la population, en lui faisant entendre que l'orientation et la disposition du terrain mettent la ville à l'abri du fléau.

« Le choléra, disait l'auteur de la communication, a paru presqu'à nos portes, à *Oran*, et nous en avons été préservés ; il a désolé successivement *Alexandrie, Smyrne, Tunis, Tripoli, Gibraltar, Carthagène, Barcelone*, sans nous atteindre. »

En dépit de ces assurances, qui démentent implicitement la préexistence du fléau dans la province d'Alger, l'épidémie se prononce et fait chaque jour des progrès sensibles; mais aussi, l'autorité redouble de vigilance et décrète les mesures qui lui paraissent dictées par les circonstances : entre autres, le curage des égoûts, la création de dix ambulances destinées aux soins à donner aux malheureux qui ne pourraient être traités à domicile, la publication d'une longue instruction sur les moyens de résister à la maladie, etc. Cette instruction, fort intéressante à plus d'un titre, l'est surtout au point de vue de l'origine de l'épidémie. « Si la maladie n'est point contagieuse, dit l'auteur, qui ne peut être qu'un médecin, comment a-t-elle pu être importée de Marseille à Alger. Le fait est incontestable. C'est au cholérique décédé à Bab-Azoun, le 3 août, que nous devons l'invasion de la maladie; *l'exemple d'Alger sera cité comme une preuve que le choléra est susceptible d'importation.* »

La marche du premier choléra d'Alger est donc indiquée, dès son début, par plusieurs étapes ou foyers successifs, par communication directe, qui sont d'abord le fort Bab-Azoun, lieu du Lazaret, puis le pénitencier de Bab-el-Oued, l'hôpital militaire du Dey et, dans son voisinage immédiat, celui de la Salpétrière affecté spécialement au service des cholériques du dehors. De ces différents points, en l'absence de toute mesure préventive radicale autre que le transfert des condamnés à Kouba, le fléau ne pouvait point tarder de se répandre en ville. Aussi, du 10 au 21 août, voyons-nous la maladie faire, de jour en jour, un nombre croissant de victimes dans les bas quartiers de la cité, et principalement parmi les juifs. Ces faits successifs de transmission cholérique sont également affirmés dans le rapport adressé au Ministre de la Guerre par M. le docteur Scouttéten, envoyé aussi en mission à Alger, par ordre ministériel, à la date du 31 août 1835 (1).

Confirmation des faits qui précèdent par le rapport de M. le Dr Scouttéten.

« Dans la journée du 5 août 1835, dit cet éminent médecin militaire, un homme enfermé dans le Lazaret d'Alger est atteint du choléra et meurt. Cet homme avait été transporté par la *Salamandre*, bateau à vapeur venant de Toulon, (*ville où l'épidémie sévissait alors*). Le 7 août, deux condamnés enfermés au Fort-neuf, situé en dehors de la porte Bab-el-Oued, sont frappés et meurent. »

« Au moment de l'invasion du choléra, l'hôpital du Dey contenait onze cent quatre-vingt-dix-huit malades. A dater du 8 *août*, presque tous les malades, au rapport de M. Antonini, médecin en chef de l'hôpital militaire, ont ressenti plus ou moins l'influence cholérique. Dans le courant du mois, parmi les militaires malades, *quatre cent vingt-neuf* furent atteints du choléra ; deux cent soixante-quinze entrèrent directement, par billets, dans les bâtiments de la Salpétrière pour y être traités de cette maladie. »

« Durant le même mois, l'hôpital Caratine a reçu 304 cholériques militaires dont 172 sont morts. »

Ravages du choléra dans la population civile.

« Le douze août, dit, de son côté, M. Audouard, on reconnut que la caserne des Lions, rue Bab-Azoun, avait perdu beaucoup d'hommes en très-peu de temps, ce qui effraya et on l'évacua. Mais déjà les juifs étaient attaqués en très grand nombre, et toujours dans la partie basse de la ville. De ce jour date

---

(1) Recueil des mémoires de médecine militaire, 39me vol. pages 49 et 50.

l'établissement des bureaux de secours ; toutefois, les Maures, qui s'accommodent peu de nos coutumes, les délaissaient, et les juifs en faisaient autant. »

« Le 14, la peur se répand ; on voit que le fléau va toujours croissant, et beaucoup de personnes quittent la ville.... La population est réduite à vingt-quatre mille âmes.... Tous les hôpitaux militaires sont encombrés ; on a dû y recevoir les européens étrangers à l'armée, car il n'y a pas d'hôpital civil (1). »

« Le 15, la mortalité est effrayante, et soit le grand nombre des morts, soit la terreur qui a frappé tous les esprits, on ne trouve plus de bras pour emporter les cadavres, les rues étroites ne permettant pas d'autres moyens de transport. On manque même de fossoyeurs.... un autre embarras naît encore du défaut d'infirmiers. Ceux des hôpitaux étant malades, on ne trouve personne pour les remplacer, et l'administration, embarrassée pour les sépultures, a encore à pourvoir au service des malades. Pour cela on a recours aux compagnies de discipline. »

Mortalité énorme des Juifs ; leur translation efficace à la Boudzaréah.

« Le 18, la mortalité est encore plus forte que les autres jours. On assure que ce jour là les juifs eurent plus de 100 morts. Aussi, M. le Maréchal Gouverneur Clauzel, qui a pris le parti de faire camper les plus pauvres à la Boudjaréah, les fait-il presser de se rendre au camp qui leur y a été préparé et où sur 500 individus logés sous la tente, il n'y eut depuis ce moment jusqu'à la fin de l'épidémie *que* 15 *malades, dont 4 morts.*
— De toutes parts, on est informé que le choléra fait les plus grands ravages : à Blidah, ville de 4.000 âmes, la mortalité est effrayante. »

____

(1) Alger avait alors quatre hôpitaux militaires : le Dey, et, dans son voisinage immédiat, la Salpétrière, qui, fermée depuis peu, avait été ouverte à l'occasion du choléra ; dans l'intérieur de la ville, l'hôpital Caraline, aujourd'hui bâtiment du Trésor et des Postes ; enfin, celui de Bab-Azoun, le Lycée actuel, affecté exclusivement aux malades civils, pendant le choléra de 1835.

. « Le 19, la désolation était dans tous les esprits ; les boutiques fermées annonçaient que l'on ne s'occupait plus des intérêts matériels. Il fallut céder aux conseils, aux exigences de la masse, et, sans croire à l'efficacité des moyens, on chercha à repousser au loin dans l'atmosphère l'élément cholérigène que l'on supposait disséminé dans l'air et planant sur toutes les têtes. Pour cela, on fit tirer le canon à plusieurs reprises, et on alluma de grands feux de bois résineux sur les places publiques, dans les rues et sur les terrasses. »

Ce tableau n'est point chargé, car un des témoins actifs de la maladie, M. Miguérès, médecin chargé alors d'une des ambulances établies en ville, nous a affirmé n'avoir jamais vu une épidémie plus désastreuse, lui qui avait assisté à la fièvre jaune de Gibraltar en 1828. Cependant, à partir du 22 août, l'épidémie entra dans sa période décroissante et il paraîtrait que le choléra avait presque entièrement disparu dans le courant d'octobre, lorsque, dès les premiers jours de novembre, survint une petite recrudescence qui frappa encore quelques personnes dans la population, mais qui atteignit principalement, à l'hôpital militaire du Dey, des malades nouvellement évacués de Bougie.

Le fait de la mortalité considérable des indigènes, et principalement des israélites, est confirmé par une note du *Moniteur Algérien*, à la date du 19. « Jusqu'au 18 de ce mois, y est-il dit, le nombre des juifs qui ont succombé, était à celui des européens dans la proportion de 5 à 1. »

Mais il faut se rappeler que les israélites, à cette époque, étaient encore réduits, pour la plupart, à la condition misérable dans laquelle la conquête française les avait trouvés, et dont elle les a, depuis, si heureusement tirés. Ils habitaient surtout les rues étroites et infectes existant alors sur le terrain occupé actuellement par le passage du commerce et la galerie Sarlande, la rue des Livournais, par exemple, et toutes celles qui aboutissaient à la rue Bab-Azoun, du côté de la mer, vrais cloaques, dont la rue de l'Arc actuelle et la maison connue sous le nom de *cour des miracles*, offrent à peine un spécimen approché. Quelques habitations de la rue Bosá étaient surtout le chef-d'œuvre du genre dans ce ghetto algérien.

Concours important du baron Vialar à l'évacuation en masse du quartier des Juifs.

Or, c'est à cet entassement insalubre, à cette agglomération pernicieuse, qu'il fallait bien vite arracher cette malheureuse population dans laquelle le choléra faisait chaque jour des brèches terribles. La mesure de la translation en masse de ces pauvres familles juives dans un lieu élevé et bien aéré, était pour elles la seule chance de salut, en même temps qu'elle réalisait pour la ville un immense avantage : la *suppression d'un puissant foyer cholérique*. Il était difficile, toutefois, de décider à cette désertion de leurs demeures des gens ignorants, encroûtés de préjugés et rendus méfiants par l'habitude du malheur et de la plus inique oppression. Mais un homme, dont le nom est depuis longtemps à Alger le synonime de charité, le petit-fils du célèbre médecin Portal, M. le baron Vialar, secondé par une sainte fille, sa sœur Emilie, et par une des quatre religieuses qui venaient d'arriver de France avec le maréchal Clauzel, ainsi que par M. Lauze, médecin de marine, entraîna le mouvement en le partageant, aidé aussi en cela par deux israélites influents, MM. Judas-Léon Durand et Jacob Bacri.

Ainsi s'établit, au plateau de la-Boudjaréah, sous la conduite éclairée et la paternelle direction de ces personnes généreuses, la petite colonie israélite que le fléau abandonna presque aussitôt, et qui dût comprendre, en rentrant bientôt dans ses foyers assainis en son absence, comment la France chrétienne comprend et pratique le grand principe évangélique de la fraternité humaine.

Nous insistons sur cette émigration des juifs opérée en 1835 par ordre de l'autorité, non pas seulement parce qu'elle est pour nous l'occasion de retracer la physionomie du vieil Alger et de rappeler un acte d'héroïque dévouement, mais à cause des effets immédiats d'une disposition toujours nécessaire en pareil cas, savoir : l'abandon rapide de tout foyer contagieux et le cantonnement *extra-muros* des personnes contaminées.

Décroissance cholérique coïncidant avec l'émigration Israélite à la Boudjaréah.

« Il est à remarquer, dit le *Moniteur algérien* du 25 août, que la décroissance cholérique a commencé de se manifester peu de jours après la détermination prise par l'autorité de faire évacuer sur le territoire de la commune de la Boudjaréah une partie de la population juive. Celle-ci, du reste, s'est bien trouvée de son obéissance, car, depuis le jour où l'émigration a commencé, *quatre décès*, seulement, ont eu lieu parmi cette population composée, aujourd'hui, de plus de quatre cents individus. Le nombre des cas de choléra, qui se sont manifestés, n'excède pas *dix* à *douze*. »

Excepté dans les villes de la province où il fit de grands ravages, à Médéah, à Milianah et à Blidah surtout, le choléra frappa très-inégalement les communes européennes et les tribus indigènes qui environnent Alger, et il en épargna même complètement quelques-unes, par exemple, la commune de Birmandreis qui, sur un millier d'habitants, ne compta pas une seule victime. Les quatre camps situés dans la banlieue d'Alger, où 6000 hommes de troupes environ étaient réunis, furent aussi beaucoup moins éprouvés que les casernes d'Alger et, parmi celles-ci, la caserne de la Casbah fut la moins frappée.

Mortalité cholérique de 1835.

Tout en reconnaissant que les calculs sur lesquels il a établi le chiffre de la mortalité d'Alger ne sont pas d'une grande exactitude, M. Audouard porte à 1,220 le nombre des décès cholériques de la population civile, et à 639 celui de la garnison ; mais ces chiffres, d'après des témoins très-dignes de foi, seraient bien au-dessous de la réalité, et, ce qui le prouve, c'est que le bilan nécrologique du choléra dans le seul hôpital du Dey, où l'on n'admit que quelques condamnés cholériques au début de l'épidémie, fut de 285 décès dont nous avons relevé le chiffre sur les registres de cet hôpital. Les médecins et pharmaciens militaires eurent une large part dans le tribut payé à l'épidémie, car, sur près d'une trentaine qui furent frappés, douze succombèrent à la maladie, savoir : MM. Leroy, Debourges, Cresté, Gérardin, Semidei, Suzini et Vialet, chirurgiens de divers grades, et MM. Juving, pharmacien principal, Marie, pharmacien major, Elkerbout, Brossut et Hubert, d'un rang moins élevé.

Choléra de Bône, suite de celui d'Alger.

Après cette description du choléra d'Alger auquel il n'a pu assister, M. Audouard fait, *de visu*, l'histoire du choléra de Bône qui, par suite des communications maritimes incessantes entre les deux villes, nous apparaît comme une suite nécessaire de celui d'Alger. L'auteur, en nous le représentant d'ailleurs comme ayant succédé à ce dernier, nous le montre comme celui-ci, débutant dans la garnison et à l'hôpital, avant de se répandre dans la ville, où il fit surtout des ravages dans la population indigène.

Identité d'allure des choléras de Bône et d'Alger.

On voit donc, sous le rapport de *la propagation*, qu'il faut bien reconnaître les mêmes allures au choléra de Bône, dans l'historique duquel nous aimons rencontrer, au poste du dévouement, des noms chers à l'armée et à la médecine, tels que ceux de MM. Hutin, Worms et Moreau.

Cependant, malgré l'uniformité d'invasion des trois épidémies d'Oran, d'Alger et de Bône qu'il vient de décrire, et, en dépit de l'enchaînement de certains faits épidémiques qui prouvent déjà surabondamment l'importation maritime du fléau et sa transmissibilité par foyers successifs établis au milieu des groupements d'hommes, l'auteur repousse l'idée de l'exportation de la maladie par les individus. Il la fait voyager en même temps de l'Ouest à l'Est, sur les deux côtes opposées de la Méditerranée, en deux courants ou colonnes atmosphériques *cholérigènes*, dont l'action s'étend jusqu'à une trentaine de lieues dans l'intérieur des terres. Toutefois, il ne peut s'empêcher d'avouer que dans tous les points du littoral envahis par le fléau, *ses premiers coups* ont porté sur des hommes qui vivaient sous *l'influence maritime.*

« J'ai fait remarquer, dit-il, en traitant du choléra d'Oran, et il en sera de même lorsque j'écrirai sur celui de Bône, que le premier individu atteint avait été un homme qui habitait non loin de la mer. Il en avait été ainsi à Toulon, et cette remarque est à faire encore par rapport à Alger. En outre, ici, comme à Toulon, à Oran et à Bône, les seconds coups de choléra ont porté sur des hommes malades dans les hôpitaux, ou sur des prisonniers, et des condamnés, c'est-à-dire, dans des lieux où il y avait une réunion d'hommes, trop grande pour que l'air y jouît de toute la pureté nécessaire. »

Immunité de la ville de Bougie. — Le choléra des villes de la côte a précédé celui des villes de l'intérieur.

A propos de l'immunité acquise à la ville de Bougie, qui échappa à l'envahissement successif du choléra le long de la côte, et *à d'autres lacunes* du même genre qu'il ne nomme pas, M. Audouard reconnaît que la maladie *n'a pas une marche régulière*: « elle suit tantôt, dit-il, le cours des rivières et le littoral de la mer ; d'autres fois, elle va à travers les terres, franchit les montagnes, et se montre d'autant plus meurtrière qu'elle rencontre des populations plus agglomérées. »

« Aussi, a-t-elle été plus funeste à Mascara et à Constantine que dans les villes occupées par les troupes françaises, parce que *une partie de la population maure est sortie de celles-ci, pour se porter dans les villes de l'intérieur.* »

Aveu remarquable ! tout-à-fait d'accord avec le souvenir des habitants d'Alger qui ont assisté à la première invasion cholérique, et qui prouve, à n'en pas douter, que l'apparition de l'épidémie dans les villes arabes de l'intérieur a *suivi* et non *précédé* l'envahissement épidémique des villes Européennes de la côte, où que, en d'autres termes, *l'importation par mer* a été *antérieure à l'importation par terre.*

Et c'est au milieu de faits aussi probants de la *transmission par les individus*, qu'il est en quelque sorte forcé d'inscrire à chaque page de sa relation, que l'auteur se prononce contre cette transmission ! Mais, par une contradiction encore plus étrange, personne, plus que M. Audouard, n'apporte de preuves en faveur de la doctrine contagioniste, témoin l'histoire si concluante du choléra à bord du vaisseau *le Triton* ; personne, non plus, ne parle mieux que lui de la contagion, comme cause possible de l'épidémie ; et c'est cette cause qu'il dénie, pour admettre je ne sais quelle influence cholérigène atmosphérique; qu'il fait voyager au gré des vents !

Opinion de M. Audouard sur la nature du choléra.

« On vient d'écrire, dit M. Audouard, que le choléra se propage par des molécules *sui generis*, surnommées *semina cholerica*, provenant des individus malades, et que ces semences se développent à la faveur de certaines conditions de l'atmosphère, principalement de la chaleur et de l'humidité. Tous les germes en sont là. Sans ces deux puissants agents de la nature, aucune graine ne lèverait, l'embryon humain même ne pourrait se développer, mais cela ne détruirait pas sa préexistence. On a supposé des *semina cholerica* pour éviter d'admettre la contagion ; mais c'est par là même qu'on l'a prouvée, car qui dit semence, œuf ou germe, donne l'idée d'un être qui a existé, qui a produit et qui a transmis la faculté de reproduire des êtres semblables à lui. Or, ce que nous appelons *propagation*, quant aux êtres de la nature, n'est, en médecine, que *transmission* ou *contagion* à la faveur des virus. »

Croirait-on, en lisant ces lignes qui datent de 50 ans, et qu'on serait tenté d'attribuer à l'un des ouvrages contemporains les plus récents sur les *ferments morbifiques*, que M. Audouard, *l'historien contagioniste de la fièvre jaune de Barcelone*, repousse l'idée de la contagion en fait de choléra ? Devant la citation que nous venons de faire, nous pensons plutôt que l'auteur a entrevu la vérité sur la propagation cholérique, mais que le courant des idées reçues et la puissance de l'opinion du moment l'ont entraîné dans le camp de ses adversaires.

Double fait à considérer : 1° Grande mortalité cholérique chez les malades des hôpitaux ; 2° Accroissement de la mortalité ordinaire.

Cependant, avant de clore l'histoire de cette épidémie de 1855, sur laquelle nos renseignements nous ont permis de nous étendre, il est un *double fait* qui doit tout particulièrement appeler l'attention : c'est d'abord *le chiffre élevé de la mortalité cholérique* chez les malades en traitement à l'hôpital du Dey, et ensuite *l'accroissement énorme de la mortalité ordinaire*. Nous insistons sur ces deux points, parce que nous y trouvons la preuve *du danger d'admettre les cholériques dans les hôpitaux* et la *nécessité d'établissements spéciaux isolés*, pour y traiter une maladie dont la transmissibilité se décuple au milieu des hommes affaiblis et souffrants, et qui exerce, en outre, une influence de voisinage si aggravante sur les autres ordres d'affections.

Pour traduire par des chiffres ce double effet désastreux, nous dirons que 208 décès cholériques eurent lieu dans le mois d'août parmi les malades en traitement à l'hôpital du Dey ; au mois de septembre, il n'y en eut que 22, et 20 en octobre ; en novembre, la maladie sembla se réveiller, et les décès s'élevèrent jusqu'au chiffre 34, pour cesser complètement en décembre, mois qui ne compta qu'une seule victime.

Mais, à côté de cette mortalité spéciale bien définie, une autre, plus considérable encore, sévissait sous l'empire des causes ci-dessus énoncées, représentée au registre ad hoc par 93 décès, sous le titre de diarrhée et de dyssenterie, et par 505 autres sous la dénomination vague de fièvre. Si nous en jugeons parce qu'un de nous a observé récemment dans son service de l'hôpital du Dey, cet énorme supplément nécrologique, durant les mois d'épidémie, n'était bien certainement autre chose que le résultat de l'influence cholérique agissant dans l'hôpital même et par l'effet du voisinage immédiat de *la Salpétrière,* où étaient traités les cholériques venus du dehors.

Toute autre explication nous paraît, en effet, impossible : elle suffit d'ailleurs à faire comprendre comment la moyenne des décès qui était, l'année précédente, dans le rapport de 1 sur 38 malades 9 dixièmes est représentée cette année là, par celui de 1 sur 10 malades et 9 dixièmes, proportion écrasante, qui donne la mesure des ravages que le choléra imprudemment admis dans les hôpitaux peut y exercer.

DEUXIÈME INVASION CHOLÉRIQUE D'ALGER

ANNÉE 1837.

L'importation du choléra à Alger ne se fait plus cette fois en ligne directe, comme dans la précédente épidémie : C'est le port de *Marseille* qui, par l'intermédiaire de *celui de Bône*, se charge de la transmission du fléau asiatique, en sorte que l'épidémie cholérique d'Alger ne fait qu'un avec celle de la province de Constantine. Telle est, du moins, l'opinion de la plupart des anciens habitants que nous avons consultés sur l'origine du choléra de 1837. La date de l'invasion cholérique à Alger, postérieure d'une vingtaine de jours à celle qui eut lieu à Bône, les relations incessantes de ces deux villes entre elles, durant l'expédition de Constantine, et la provenance des premiers malades cholériques de l'hôpital du Dey appartenant à des corps de troupes engagés dans l'expédition, ne peuvent guère laisser place au doute sur ce point. Aussi, croyons-nous devoir réunir le tout dans le même exposé.

Début de l'épidémie à Bône.

Un régiment parti de Marseille, où règnait le choléra, et qui, depuis le 10 août, y avait perdu 25 hommes, dont 2 officiers, le 12° *de ligne*, destiné à l'expédition contre Constantine, débarqua à Bône le 17 septembre et fut, par précaution, mis en quarantaine au fort Génois.

M. le docteur Guyon, membre de l'Institut, alors chirurgien en chef de l'expédition de Constantine, à qui nous

empruntons la relation qui va suivre, nous apprend (1) que
« déjà ce régiment avait perdu plusieurs cholériques au fort
Génois, lorsque trois corailleurs napolitains en furent atteints
à Bône dans la journée du 25 septembre. Ces trois hommes, dont deux étaient déjà morts le lendemain, avaient eu des
relations avec le fort Génois, en faisant leurs provisions d'eau à
une source abondante qui s'y trouve. »

« Ce même jour, 25, on signalait deux cas de choléra à l'*hôpital des Caroubiers (situé sur le trajet du fort Génois à Bône),*
où ils s'étaient développés *parmi les malades de l'établissement.*
Peu après, de nouveaux cas apparurent dans la ville ainsi
que dans nos différents *établissements hospitaliers.* »

Communication du choléra à l'armée expéditionnaire de Constantine.

Pendant ce temps, les troupes désignées pour prendre part au
siége de Constantine se rassemblaient, à moitié chemin de cette
ville à Bône, au camp de Medjez-Amar, qu'elles quittèrent le
1er octobre, sans qu'aucun cas de choléra se fût jusque-là déclaré dans la colonne expéditionnaire. Le siège, qui eut lieu du 6
au 13, jour de l'assaut, se passa aussi sans aucune atteinte cholérique, et il en fut de même, après la prise de la ville, jusqu'au
18, jour de l'arrivée de deux régiments, le 61° et le 26°
de ligne, qui venaient de Bône, et avaient perdu en route quelques cholériques. L'envoi à l'hôpital des hommes malades de
ces deux corps y introduisit aussitôt le germe épidémique, et, à
la date du 23, l'explosion cholérique avait lieu simultanément
aux hôpitaux de fiévreux de la mosquée et de l'ancienne maison du Bey, qui furent bientôt affreusement dévastés. L'hôpital
du Caïpha, ne reçut que le 27 le terrible visiteur, mais celui-ci
n'épargna pas d'avantage nos pauvres blessés et les malheureux brûlés qu'on avait entassés dans cet établissement.

---

(1) Histoire médicale et chirurgicale de l'expédition dirigée contre
Constantine en 1837 (Recueil des mémoires de médecine militaire, année 1838).

Faits curieux de propagation cholérique : 1° Exemple de transmission
par des groupes d'hommes sains venus de lieux contaminés.

« Déjà, à la date du 29, jour de notre départ de Constantine avec le quartier-général, dit M. Guyon, le fléau avait fait de grands ravages parmi nous. Pendant quelques jours encore, il continua à sévir avec beaucoup d'intensité, tant parmi les troupes de la garnison, que parmi celles qui effectuaient leur retour. Alors, comme avant, et ainsi que nous l'avons fait déjà remarquer, *il s'attaquait particulièrement aux blessés et aux autres malades, dont il emporta un grand nombre.* »

« Nous le retrouvâmes, au retour, sur tous les points occupés par nos troupes, ajoute M. Guyon. À Medjez-Amar, son apparition remontait au 16 octobre. Aucun cas de choléra n'avait été observé au camp, avant l'arrivée d'une portion du 12ᵉ de ligne qui avait eu lieu le 15. Ces troupes, que le même fléau venait d'affliger, *n'avaient alors aucun malade.* »

Ce fait intéressant de transmission cholérique par un groupe d'hommes jouissant d'une complète immunité est confirmé et fort justement apprécié par un médecin militaire d'une haute valeur, M. le docteur Vital (1), médecin en chef de la division de Constantine.

« Jusqu'au 15 octobre, dit ce praticien émérite, les camps situés entre Bône et Constantine avaient échappé au fléau. Ce même jour, vers les 10 heures du matin, un bataillon du 12ᵉ de ligne, qui cependant n'avait pas un seul malade, arrive à Medjez-Amar ; dès le lendemain, le choléra fait dans cette localité des victimes. Et, chose remarquable, celles-ci n'appartiennent pas au 12ᵉ, mais à des troupes depuis longtemps en Afrique, au 47ᵉ et à l'artillerie. Ces faits paraissent autoriser les conclusions suivantes : 1° la cause inconnue du choléra épidémique peut être transportée d'un lieu à un autre par des

____

(1) Clinique médicale de l'hôpital militaire de Constantine, tome 1ᵉʳ, p 2.

hommes voyageant en grand nombre ; 2° le groupe d'individus qui effectue ce transport peut échapper complètement à l'influence épidémique et ne présenter aucun malade. etc., etc. »

La communication cholérique ainsi faite par le 12° de ligne, sur lequel le mal indien venait d'épuiser son action, à des troupes et à une localité *non éprouvées*, sans que rien pût trahir chez les importateurs la présence du germe épidémique, est un fait qui se représentera plus d'une fois dans le cours des épidémies qu'il nous reste à décrire. Nous le signalons déjà, parce qu'il rend compte, jusqu'à un certain point, de *l'immunité relative* des personnes qui affrontent le milieu contaminant, et y vivent sans en souffrir, sorte de *préservation* par *inoculation*, ou plutôt par *imprégnation du contagium*, dont le premier attouchement, le seul dangereux peut-être, préserve probablement par *une atteinte latente*, des effets ultérieurs de son action continuée.

2° Exemple d'immunité de populations violemment éprouvées
un an auparavant.

« Un fait digne de remarque dans l'histoire du choléra, dit M. Guyon, c'est que, dans l'épidémie de Constantine, la population indigène paraîtrait en avoir été entièrement respectée. Est-ce que les organisations susceptibles de le contracter, en auraient été toutes atteintes en 1835 ? On sait qu'il y exerça les plus grands ravages, et que, sur une population d'environ 50,000 âmes, il en périt 14,000. Du reste, Alger et Bône, en 1837, font naître la même question ; car, dans toutes deux, cette année, la population civile a été si peu touchée, qu'on pourrait dire que la maladie y a été entièrement concentrée parmi les troupes. »

Ces importantes réflexions, au milieu desquelles on sent que l'honorable académicien regarde comme un seul et même choléra, celui de Bône et d'Alger, nous amènent enfin à parler de la nouvelle invasion épidémique, dans cette dernière ville.

C'est à partir du 14 octobre, c'est-à-dire 19 jours après le début du fléau dans la ville de Bône, que nous trouvons les premiers accidents cholériques de l'année inscrits sur le registre des décès de l'hôpital du Dey. Mais le *fait significatif* de ces décès, c'est que les premiers portent, presque exclusivement, sur des hommes isolés dont les corps faisaient alors partie de l'expédition de Constantine, (2º et 5º bataillons d'Afrique, 2º léger, 1er bataillon du 11º de ligne, 47º et 48º).

Preuves de l'importation du choléra de Bône à Alger.

Or, n'est-on pas en droit de penser que ces hommes, pour des raisons de service, étaient récemment arrivés de Bône, dont la garnison était alors si cruellement éprouvée par le choléra récemment importé avec le 12º de ligne ? Ce qui le prouve d'ailleurs, c'est, d'une part, *l'absence complète*, au registre des entrées de l'hôpital du Dey, depuis le 1er septembre jusqu'au 7 octobre, d'hommes appartenant au 1er bataillon du 11º de ligne, les malades en grand nombre du régiment ayant tous, jusque-là, été fournis par les 2º *et* 5º *bataillons* restés en garnison à Alger, et, d'autre part, *l'entrée presque simultanée* de plusieurs soldats *du 1er bataillon*, cinq ou six jours avant l'explosion cholérique du Dey. Ces soldats venaient probablement de la province de Constantine, où était la portion du corps à laquelle ils appartenaient. Nous en dirons autant des militaires isolés des bataillons d'Afrique, du 2º régiment d'infanterie légère, et du 47º, complètement étrangers à la garnison d'Alger, et dont les corps faisaient alors partie de l'expédition de Constantine. Qu'on nous passe ces détails nécessaires, peut-être, à la démonstration de la *contagiosité cholérique*, dont nous avons en mains tant de preuves ; mais il nous a semblé qu'en pareille matière, et pour une cause de cette importance, nous ne devons négliger aucune explication, afin qu'on sache bien par suite de quelles recherches notre conviction s'est formée.

Débuts de l'épidémie à l'hôpital militaire d'abord,
puis dans la garnison.

Quoi qu'il en soit, le 14 octobre, le registre des décès de l'hôpital du Dey, qui était en même temps, à cette époque, un registre d'actes civils recevant l'inscription légale de la mort des militaires, sous la *rubrique médicale à peu près invariable du mot fièvre*, sort tout-à-coup de ses habitudes ; *quatre décès* y sont dénoncés, *deux* par suite de *fièvre pernicieuse*, chez un homme du 3ᵉ bataillon léger d'Afrique, et chez un soldat du 48ᵉ, et les deux autres par suites du *choléra*, chez deux militaires du 2ᵉ régiment d'infanterie légère, et du 1ᵉʳ chasseurs d'Afrique.

L'hésitation que nous avons toujours vue se produire, au début des épidémies de choléra, à prononcer et à écrire le *mot terrifiant*, nous fixe sur la valeur des deux cas de *fièvre pernicieuse* timidement dénommés au nécrologe.

Mais la maladie s'affirme dans le sens vrai du mot :

— Le 15, un décès a lieu chez un homme du 11ᵉ de ligne :

— Le 16, 10 *décès*, dont le 11ᵉ de ligne, les bataillons d'Afrique, le 47ᵉ et la légion étrangère font tous les frais ;

— Le 17, 18 nouveaux décès, presque tous chez des malades entrés à l'hôpital, pour d'autres affections que le choléra.

— Le 18, la mortalité monte au double de la veille ;

— Le 19, elle atteint au chiffre 46, exclusivement, ou à peu près, aux dépens des malades ordinaires de l'hôpital.

— Le 20, (30 cas suivis de mort) — le 21, (24) ; — le 22, (25); — le 23, (22) ; — les jours suivants, le mouvement décroissant continue, pour arriver à deux décès seulement, les 30 et 31 octobre.

Mortalité cholérique à l'hôpital militaire ; influence fâcheuse de la
présence du choléra sur la mortalité ordinaire.

En somme, 277 décès eurent lieu, dans cette deuxième quinzaine du mois d'octobre, tandis qu'il n'y en eut que 34, en novembre, et 7 en décembre, en tout, 318 pour cette période, qu'on peut représenter par 60 jours environ. — Tel est, cette année, dans l'espace de deux mois, le chiffre brut des décès cholériques survenus à l'hôpital militaire du Dey ; mais là ne se borne pas l'influence désastreuse du choléra : *l'aggravation des maladies ordinaires*, déterminée par la seule présence du fléau dans l'hôpital, s'exprime, pour le quatrième trimestre, par 238 décès, sur un mouvement de 3,836 malades, c'est-à-dire, dans la proportion de 1 décès sur 16 malades et 1 dixième, indépendamment des décès cholériques, et avec une moyenne de 1 sur 6 malades et 8 dixièmes, en y comprenant les victimes de l'épidémie.

Que si l'on compare maintenant cette mortalité avec celle du trimestre précédent, on verra que celui-ci, avec un mouvement hospitalier presque double, dans une saison ordinairement plus chargée de décès, en a fourni beaucoup moins, abstraction faite toujours de la mortalité spéciale. En effet, pour le 3ᵉ trimestre de 1837 nous trouvons 198 décès, sur un mouvement hospitalier de 6,044 hommes, tandis que les 3,836 malades du 4ᵉ trimestre ont fourni au nécrologe 238 inscriptions non cholériques. La mortalité ordinaire comparée de ces deux périodes, est donc représentée : la première, par une moyenne de 1 décès sur 31 malades et 5 dixièmes, et la dernière par celle de 1 sur 16 malades et 1 dixième.

Bénignité de l'épidémie en ville.

Quant aux effets du choléra de 1837 sur la population civile d'Alger, M. Guyon ne croit pas qu'ils se soient manifestés par plus d'une centaine de décès.

Mais, qu'est-ce que ce bilan nécrologique partiel, à côté du nombre considérable de victimes produit par l'épidémie toute entière, et des ravages qu'elle a faits *directement* et *indirectement* parmi les troupes de la province de Constantine, au moment d'une expédition qui, en réunissant un grand nombre d'hommes sur un point limité du territoire et, en produisant une foule de malades, offrait tant de prise aux coups de l'ennemi épidémique?

Voilà pourtant le résultat de l'arrivée du 12° de ligne dans la ville de Bône et des précautions insuffisantes d'isolement auxquelles ce régiment fut soumis ! Exemple aussi désastreux que peu compris jusqu'à présent du danger de recevoir dans une armée tout corps de troupes dont l'état sanitaire est suspect !....

TROISIÈME INVASION CHOLÉRIQUE D'ALGER
ANNÉE 1849.

Notes de M. Devoulx sur la nouvelle invasion du choléra à Alger.

Monsieur Devoulx père, secrétaire archiviste de la Mairie d'Alger, a noté avec-une scrupuleuse exactitude, depuis 1849 jusqu'à ce jour, les faits épidémiques généraux et particuliers des diverses invasions cholériques qui se sont succédées à Alger, et il a joint à ce relevé aussi intéressant que fidèle les interprétations les plus judicieuses en faveur de la doctrine de la transmissibilité. C'est à cet important travail manuscrit que nous allons emprunter tout d'abord le récit du début de l'épidémie de 1849.

« Depuis longtemps, dit Monsieur Devoulx, le fléau avait fait invasion en France ; il était à Paris, où succombaient d'illustres victimes, et, progressivement, il s'avançait vers le midi. — Le 12 août, on recevait à Alger la nouvelle qu'il était à Marseille, mais ces bruits paraissaient sans fondement, car les navires arrivaient avec *patente nette*. L'opinion était d'ailleurs, à tort ou à raison, fortement prononcée pour la non contagion, et, conséquemment, pour l'inefficacité des mesures préservatives. On souriait de pitié au nom de quarantaine, et, de ce que la transmission n'avait pu être empêchée en France, on en concluait hardiment que la même condition existait nécessairement pour les contrées éloignées qui avaient en leur faveur la division probable des miasmes par l'atmosphère de la mer. »

« Cependant, il faut lui rendre cette justice, l'administration municipale avait cru prendre quelques mesures de salubrité publique : le Maire rendit un arrêté qui prescrivait le blanchiment des maisons à l'intérieur et à l'extérieur ; on surveilla cette disposition, et l'on défendit de conserver de la volaille dans les maisons et sur les terrasses. Malheureusement ces prévisions, naïvement élémentaires, n'allèrent pas plus loin. »

Arrivée du vapeur le *Pharamond* ayant un cholérique à bord.

« Le 27 août, le bateau à vapeur, le *Pharamond*, arriva de Marseille avec patente nette. On aurait pu toutefois remarquer sur les mots suivants : *la ville et les environs sont exempts de toute maladie contagieuse*, un léger trait de plume ; mais ce n'était ni biffé franchement, ni annoté. Interrogé, suivant l'usage, par le capitaine en second de la santé, Barbier, le capitaine Aubert répondit qu'il n'avait qu'un malade atteint du *mal de mer*. Ici, les précautions manquent tout d'abord, car les lettres reçues par les courriers précédents et par le Pharamond lui-même annonçaient formellement le choléra à Marseille. »

« On aurait dû se garder : il n'en fut rien ; le Pharamond eut l'entrée, et le malade, le sieur Grand-Pré, négociant, débarqué d'abord à l'hôtel du Gouvernement, fut transféré, quelques instants après, à l'hôpital civil où il mourut en quelques heures, avec tous les symptômes du choléra constatés par le médecin en chef, Monsieur Trolliet. »

« Le 3 septembre, le *Philippe-Auguste*, capitaine Arnaud, arrive avec *patente brute*. Le capitaine de la santé, Castel, le met en observation, mais la commission sanitaire ordonne la libre entrée. »

Début de l'épidémie chez les condamnés militaire du fort Bab-Azoun.

« Le 5, au soir, les condamnés militaires logés au *fort Bab-Azoun*, situé sur le port, sont saisis, au nombre de 20, de coliques violentes, de vomissements et de légères crampes dans les membres. Les plus frappés, au nombre de trois, sont transportés à l'hôpital militaire, alors encombré d'environ 800 malades ; deux des condamnés meurent bientôt avec les symptômes du choléra, que, sur la déclaration de M. le docteur Renaud, médecin du pénitencier, on attribua, m'assure-t-on, à un empoisonnement provenant de poisson cuit dans des casseroles de cuivre mal étamées. »

« Le 7, le *Mérovée*, capitaine Allègue, arrive de Marseille, à une heure de relevée, il est mis en quarantaine d'observation. Les valises sont néanmoins livrées immédiatement à l'administration, après une légère fumigation. »

« La commission de santé assemblée ne trouve d'opposition à l'admission du Mérovée que dans un de ses membres, M. Roland de Bussy fils ; les autres se rangent à l'avis du Maire, qui excipe de l'arrêté du Président de la République levant toute quarantaine pour le choléra entre les ports de France. D'après cette décision, le Mérovée vient à 5 heures 1⟂2 prendre son poste dans le port. »

Réflexions sur le décret présidentiel qui réglemente
les mesures sanitaires.

« Ici, se présente naturellement une observation ; le décret du Président était rationnel pour la métropole, car, à quoi servait de mettre en quarantaine à Toulon, par exemple, les provenances de Marseille, lorsque cette première ville a chaque jour des communications de voyageurs arrivant par terre du lieu infecté ? On conçoit très-bien l'inutilité de précautions entre des villes qui se touchent, et qu'on ne pourrait enceindre d'un cordon sanitaire inefficace peut-être lui même, par suite de la transmission atmosphérique à laquelle rien ne saurait parer. — Mais à Alger, les conditions sont toutes différentes ; l'épidémie ne peut guère nous arriver *atmosphériquement*, (témoin les îles Baléares qui, placées sur la route du choléra, ont su cependant s'en garantir par un *imprescriptible système d'isolement*); nous ne pouvions le recevoir que par une seule voie, celle de la mer. Dès lors, le décret prenait à notre égard un caractère d'irréflexion qui aurait dû être combattu à tout prix, si l'on avait voulu se montrer soucieux de la chose publique. »

Situation dangereuse des ports de mer et d'Alger en particulier,
sous l'empire de la législation sanitaire alors en vigueur.

Ces curieux et intéressants détails, que nous avons cru devoir reproduire *in extenso*, font vivement sentir les dangers et les embarras créés par la loi actuelle aux ports de mer menacés d'une invasion épidémique par voie d'importation maritime ; ils dénoncent une situation grosse de dangers et la nécessité d'y mettre enfin un terme.

Alger, déjà deux fois frappé par le fléau, et suffisamment averti, mais enchaîné par les dispositions insuffisantes de la législation en vigueur, ne pouvait donc, en supposant qu'il le voulût, se défendre efficacement contre la nouvelle invasion, que par l'éloignement des personnes contaminées, et par la dispersion rapide des foyers partiels, au fur et à mesure de leur formation. Pour cette préservation, il eut fallu toutefois qu'on crût à la transmissibilité du mal, et qu'on ne repoussât pas l'idée salutaire d'une barrière à lui opposer.

Envahissement cholérique de l'hôpital militaire du Dey.

Comme on l'avait fait précédemment, la doctrine non contagioniste aidant, et, comme on devait le faire, non pas une, mais six fois encore, on reçut donc l'hôte terrible, et on lui livra tout de suite droit de cité, en offrant à son action dévastatrice le lieu le mieux approprié à son élaboration et à son développement épidémique : *le vaste hôpital du Dey*, peuplé alors d'un millier de personnes prédisposées à ses coups.

Disons cependant que, malgré quelques cas isolés d'importation marseillaise demeurés heureusement stériles dans l'enceinte de la ville (1), les premiers cas de choléra venus du fort Bab-Azoun à l'hôpital du Dey, à la date du 5 septembre, y entrèrent *comme par surprise* et y furent, même après la mort de deux

---

(1). Entre autres celui du sieur Grand-Pré, débarqué du *Pharamond* à la date du 27 août, et celui d'un israélite de la rue Porte-Neuve, qui mourut deux heures après son débarquement du *Mérovée* à la date du 7 septembre.

des malades, l'objet d'un doute sur la nature de l'affection, de la part de quelques-uns des médecins de l'établissement.

Hésitation à reconnaître les premiers cas de choléra.

Monsieur le docteur Léonard, à cette époque médecin en chef du Dey, aujourd'hui en retraite et professeur de clinique médicale à l'école de médecine d'Alger, nous renseigne exactement sur cette situation, dans le brouillon de son rapport au conseil de santé, qu'il a bien voulu nous confier,

« Avant d'aller plus loin, écrivait l'honorable médecin en chef, arrêtons-nous un moment, et disons la pensée qui s'éleva dans les esprits de ceux qui furent témoins des faits. »

« Pour beaucoup d'entre eux, elle se résume en ces mots : le choléra épidémique avait envahi le pénitencier dans le local du fort Bab-Azoun, et les cas reçus par l'hôpital du Dey en étaient l'expression la moins sujette au doute. Pour d'autres, bien que la symptomatologie observée fut en effet conforme avec les manifestations du terrible fléau, il y eut de l'hésitation ; l'on se demanda, en présence des lésions cadavériques révélées par les deux premières victimes, lésions signalant les traces d'une inflammation des plus vives dans différents points de l'appareil digestif, si une cause toxique matérielle, telle, par exemple, que celle soupçonnée par les malades eux-mêmes, *(empoisonnement par des aliments préparés dans le cuivre)*, ne devait point être accusée des formidables accidents morbides dont le tableau venait de se dérouler sous nos yeux. »

Cas isolés en ville.

« Jusqu'au 7 septembre, ajoute Monsieur Léonard, à qui notre relation, de cette épidémie, devra les faits les plus intéressants, aucun cas analogue, à l'exception de celui du sieur Grand-Pré, mort du choléra contracté à Marseille, n'avait été signalé dans la population civile, ni dans la garnison. »

« Le 7, une femme du peuple habitant le faubourg Bab-el-

Oued mourut après quelques heures d'accidents morbides qui, au dire du médecin qui lui donna ses soins, avait offert tous les traits du mal asiatique. »

« Le même jour, deux heures après son débarquement du paquebot arrivé de Marseille, (*le Mérovée*), un Israélite indigène, de condition aisée, logé dans le centre de la ville, (rue Porte-Neuve), éprouvait les atteintes d'un choléra algide cyanique. A son retour de Lyon, il avait séjourné pendant 5 jours à Marseille, avant de se rembarquer pour Alger. »

« Le 9, un charretier, domicilié dans le faubourg Bab-el-Oued, avait été subitement atteint, à 6 heures du matin, après un léger excès de vin, de symptômes cholériques. Transporté à l'hôpital civil, il expira dans la soirée. »

« Jusque-là, il n'y avait pour la population civile que ces deux cas qui dussent faire craindre la présence du choléra à Alger, puisque les deux autres fournis par les personnes arrivées de Marseille pouvaient être considérés comme la manifestation tardive de la maladie, dont le germe avait été contracté dans cette ville, devenue depuis quelque temps un centre épidémique. Et encore, celui du voiturier ne s'était-il déclaré que deux jours après son invasion chez les hommes du pénitencier. »

« Après cet examen des faits précédents, les seuls qui aient été signalés antérieurement à ceux qui concernent le pénitencier de Bab-Azoun ou concurremment avec eux, nous retournons dans l'enceinte de l'hôpital du Dey, où nous attendent de sinistres et douloureux événements. »

Développement rapide du choléra dans les salles de l'hôpital du Dey.

« Dans la soirée du 8, sept hommes sont encore apportés du fort Bab-Azoun au Dey. Tous s'étaient plaints au quartier de coliques, de diarrhée, de vomissements et de quelques crampes. Ces accidents se sont vite dissipés.

« Enfin, le 9 au matin, dans *l'une des salles des consignés où avaient été reçus les précédents* : un des malades, sur le point de sortir de l'hôpital, fut pris subitement de symptômes cholériques les mieux accusés. »

« S'il existait encore des doutes dans quelques esprits, ce fait, d'une signification absolue, les fit cesser sur le champ : nous assistions au début d'une épidémie de choléra, et les cas graves ou bénins précédemment observés s'étaient évidemment déclarés sous l'influence d'une constitution médicale commençante. »

« Le même jour, 9, à 6 heures du soir, un fusilier du 12e régiment de ligne (1), en traitement dans la division des blessés, de constitution saine et robuste, et sur le point de rentrer guéri à la caserne, est frappé et succombe dans la nuit, après tous les signes non douteux de la maladie. »

« Le 10, à une heure du matin, *dans la même salle*, le même fait se renouvelle sur un zouave qui expire à six heures du soir. »

« En même temps que ces événements se passaient à l'hôpital du Dey, il y arrivait toujours des hommes du pénitencier ; c'est ainsi que, pendant les journées du 9 et du 10, 11 avaient été admis, mais, en général, avec des symptômes légers. »

« Pour diminuer leur agglomération dans le fort Bab-Azoun, on avait pris la mesure d'en diriger 250 sur le fort l'Empereur. Dans la soirée du 10, un cholérique fut apporté de ce dernier point ; il succomba le lendemain, à 7 heures du matin. »

« La situation de la ville entre le fort Bab-Azoun et l'hôpital du Dey, rendait les habitants témoins du transport des malades. Pour faire cesser l'inquiétude et l'effroi que ce spectacle commençait à répandre, l'autorité militaire décida que les nouveaux malades du pénitencier seraient reçus à l'hôpital de Mustapha. »

« Pendant que les entrées provenant du pénitencier deve-

---

(1) C'est le régiment qui, douze ans auparavant, en 1837, avait apporté le choléra en Algérie.

naient plus rares, puisqu'elles n'étaient plus entretenues que par le Fort l'Empereur, d'où les condamnés furent bientôt transportés à Kouba, les cas se multipliaient dans l'intérieur de l'hôpital. Durant les premiers jours, concentrés dans les salles de consignés et dans celles où avait été frappé le fusilier du 12ᵉ de ligne, le fléau dévastateur ne tarda pas à s'étendre sur tous les points de l'établissement et dans tous les services de médecine. »

Envahissement des casernes.

« Le 10, à 5 heures du soir, la caserne d'Orléans, située sur le point le plus culminant de la ville et en majeure partie occupée par le 12ᵉ de ligne, nous avait envoyé un des hommes de ce régiment. »

« Le 11, à 7 heures du soir, un infirmier *employé dans le magasin*, est mortellement atteint. Ce cas fut le prélude de la mortalité qui allait faire tant de victimes au milieu de ces serviteurs dont le dévouement obscur ne laissa pas apercevoir un seul moment de faiblesse. »

« C'en est fait, le choléra a pris le Dey pour son lieu d'élection, il fixera son séjour dans cet asile du soldat désarmé par la maladie, tant qu'il y trouvera des organismes sans résistance contre ses coups. »

« A part quelques habitations éparpillées dans le voisinage de l'hôpital et dans lesquelles se signalent quelques invasions isolées, il n'est nulle part en dehors de cette enceinte. La ville est jusque là si complètement épargnée que les habitants se refusent à croire à son existence et s'ingénient à trouver un autre nom à la maladie qu'ils savent déjà exercer ses ravages sur la population du Dey. »

La ville encore intacte est menacée de toutes parts.

On voit, par ce qui précède, que le cercle de la contagion se constitue et va chaque jour se resserrant sur Alger. La population civile, encore intacte, est maintenant menacée, au nord, par l'hôpital militaire du Dey, au sud, par l'hôpital de Mustapha où l'épidémie se développe depuis l'admission des malades du pénitencier ; à l'ouest, par le Fort l'Empereur et par la caserne d'Orléans déjà envahie ; à l'est, par les arrivages maritimes de Marseille ; de toutes parts enfin, par la liberté des communications avec les points infectés et par le renvoi, dans toutes les casernes de la ville et de la banlieue, des malades militaires en voie de convalescence. C'est l'histoire renouvelée du choléra de 1835, au point de départ près, celui-ci ayant eu pour lieu d'origine le pénitencier du Fort Bab-el-Oued, tandis que le choléra de 1849 est sorti du pénitencier du Fort Bab-Azoun ; mais, c'est absolument la même marche, le même envahissement progressif, le même procédé de diffusion que nous retrouverons, du reste invariablement, à chaque nouvelle invasion cholérique.

Dangereuse logomachie détournant les esprits de la cause réelle de la propagation cholérique.

L'ennemi invisible révèle ici et là sa présence, non *au hasard*, ou par suite du *génie capricieux et mobile* qu'on lui attribue, non par l'effet de *conditions atmosphériques* indéterminées et inconnues, de *courants aériens cholérigènes* venus de loin et dirigés dans tel ou tel sens, non pas sous *l'influence toute fortuite d'éléments pathogéniques non définis*, ou enfin, en vertu d'un *concours de causes morbifiques sans nom* créant une *constitution médicale* imaginaire.

Le choléra d'Alger, avec lequel nous avons eu l'occasion et le temps de faire connaissance, ne descend pas ainsi de la région des nuages ; les instruments de la météorologie n'ont fait jusqu'ici qu'égarer les recherches sur la cause de sa production et entretenir dans les esprits, *sous les apparences de la science*, les plus décevantes illusions sur la nature du fléau. Il est temps de faire sentir qu'il a une origine plus matérielle, des allures plus

terrestres et d'instruire son *procès* de façon à être désor-
mais garanti contre ses cruels retours.

Débarquant discrètement, à la sourdine, *sous un faux nom
même*, il s'annonce timidement, par quelques tentatives isolées
et sans résultat, à ceux qui ont mission de le reconnaître et de
le repousser, mais qui l'admettent, dans la crainte de *le nommer*,
qui le laissent passer, faute de *crier: qui vive!* de lui barrer le
chemin avec éclat, ou de le reléguer *loin des groupes d'hommes
et d'habitations.* Bientôt il se cantonne sur un point écarté, mais
là où l'on vit l'un sur l'autre, là où l'hygiène est méconnue, là
où les victimes abondent et où il est sûr de vivre et de prospé-
rer tout d'abord; il y prend pied, il s'attache aux lieux et aux
personnes par des attouchements multipliés ; puis, *subitement,*
il s'affirme par des coups rapides, qui *apitoient* autant qu'ils ter-
rifient, et le transportent de plein saut dans un milieu encore
plus favorable à son développement, les salles d'hôpital, où sa
uissance d'action et sa force de rayonnement se décuplent par
la dévastation qu'il exerce si facilement sur des corps débiles
et sans résistance vitale.

Telle est une fois de plus la situation cholérique à Alger,
telle sera-t-elle encore, et telle la trouverait-on partout, au début des épidémies, si l'on voulait bien suivre son développement avec des yeux moins prévenus et surtout avec des pré-
occupations moins savantes. La recherche du procédé d'envahissement mis en œuvre par l'ennemi public qui s'appelle le
choléra gagnerait peut-être à être faite, dans chaque localité,
avec la rigueur d'investigation familière aux Juges d'instruction
dans l'examen des affaires criminelles.

Mais, pour ce qui concerne Alger, nous voyons par les notes
de M. Devoulx qui nous permettent de suivre, jour par jour,

les progrès de l'épidémie, que celle-ci, d'abord étendue de l'hôpital du Dey à la cité Bugeaud, fit enfin explosion dans les divers quartiers de la ville, à la date du 20 septembre. — Le 17, le nombre des atteintes du jour, à l'hôpital militaire, montaient au chiffre 78, dont 8 cas extérieurs seulement. C'est alors que Monseigneur Pavy et l'Intendant de l'Armée, M. Appert, vinrent ensemble visiter les nombreux malades et essayer de relever leur moral, ce que fit aussi, deux jours après, le Gouverneur, M. le Général Charon.

— Le 19, on affecta exclusivement le Lazaret au traitement des cholériques civils qui furent confiés aux soins de M. le Dr Trollier : excellente mesure, qui dégageait l'hôpital civil de l'élément épidémique et tendait à y rendre moins désastreux le séjour des malades ordinaires.

— Le 21, le chiffre des décès dans la population civile s'élevait à 11, et ce même jour, l'officier comptable d'administration Ribour et plusieurs infirmiers succombaient à l'hôpital militaire dont un très-grand nombre de malades avaient déjà été atteints par l'épidémie. Depuis le 24, la maladie continuait ses progrès en ville et donnait de 15 à 20 décès par jour, ce qui, à la date précitée, fit recourir à l'installation de 7 ambulances dans les différents quartiers.

Pendant ce temps, la population indigène (Maures et Israélites), payait aussi son tribut à la maladie, mais en des proportions très restreintes, en raison peut-être de son *isolement traditionnel* en temps d'épidémie et de la faible part qu'elle prend à la vie sociale des Européens. Les décès musulmans relevés du 7 septembre au 13 octobre n'atteignirent qu'au chiffre 31, savoir: 23 en ville et 8 aux hôpitaux.

Décroissance du fléau.

Ce ne fut qu'à partir du 29 octobre que la décroissance cholérique eut lieu en ville. Depuis ce jour jusqu'au 26 novembre, la maladie diminua progressivemement, mais avec lenteur. En décembre, il y eut encore quelques cas et même dans le mois de janvier 1850.

On voit, par ce qui précède, quelle a dû être à Alger l'intensité du choléra de 1849 dont le chiffre des victimes ne pourrait être relevé que par un long et minutieux dépouillement des registres de l'état-civil, en supposant que les décès cholériques y eussent tous été portés exactement. Ajoutons que cette épidémie a dû être entretenue par les arrivages de Marseille et d'Oran. Nous savons même que l'entrée dans le port des deux bateaux à vapeur, le *Météore* et l'*Euphrate* chargés d'un bataillon de Chasseurs à pied venant d'Oran, à destination de Philippeville, fut le signal d'une forte recrudescence, vers la fin du mois d'octobre.

Invasion du choléra à Oran.

Oran, depuis les derniers jours de septembre, était dévasté par le fléau que lui avaient apporté des passagers venus de Marseille, à la date du 24 septembre (1).

De ce côté, le choléra fut encore plus terrible qu'à Alger, car, tandis que cette dernière ville, avec une population bien supérieure en nombre, ne perdit jamais plus d'une centaine de personnes en un jour, Oran eut à enregistrer jusqu'à 209 décès dans la même journée. Le mal y fut aussi, dans ses manifestations symptomatiques, beaucoup plus intense qu'à Alger, si l'on en juge par la proportion des décès dans les hôpitaux. A en croire, en effet, le journal l'*Akhbar* de cette époque, la mortalité aurait atteint le chiffre de 530 individus, à l'hôpital militaire, sur les 784 malades qui y furent reçus pendant les mois d'octobre et de

(1) Voir p. 41 le rapport imprimé de M. Émile Bertherand, à la société de médecine d'Alger, sur le choléra de l'Algérie, pendant les années 1849, 1850 et 1851 — (Alger, librairie Bastide, 1852.)

— 45 —

novembre, et il y aurait eu 100 décès sur 104 entrées à l'hôpital civil, durant le premier de ces deux mois. Parmi les médecins frappés par le fléau, figurent, en première ligne, le chirurgien et le médecin en chef de l'hôpital militaire, MM. Poullain et Goëdorp qui succombèrent, le premier, au début, et le second à la fin de l'épidémie.

Éléments de l'aptitude individuelle à contracter le choléra indiqués
par M. le Dr Léonard.

Mais revenons au choléra d'Alger, sur le compte duquel nous avons encore de précieux enseignements à retirer du rapport si riche de faits de M. le Dr Léonard.

Nous constatons d'abord, en ce qui concerne les causes de l'épidémie observée à l'hôpital du Dey, que ce praticien expérimenté n'accorde aux *conditions météorologiques* que la seule part d'effet qui leur revient, savoir : *la débilité organique individuelle* causée par la saison estivale déterminant une simple *prédisposition climatérique* ; mais, parmi les éléments de *l'aptitude* à contracter la maladie, M. Léonard accorde une bien autre valeur aux conditions endémiques dont les malades du Dey avaient subi plus particulièrement l'influence.

« Le mois de septembre, dit-il, est un de ceux qui font partie de la saison dite endémo-épidémique de la contrée, et, à ce titre, l'hôpital du Dey renfermait alors comme maladies dominantes, des fièvres intermittentes de tout type et de toute forme et des flux intestinaux, depuis les diarrhées simples jusqu'aux dyssenteries graves. Au milieu de ces affections se trouvaient beaucoup d'économies épuisées par des atteintes fébriles multipliées et portant l'empreinte du cachet tout particulier à cet état pathologique.

« Au 6 septembre, jour où l'épidémie fit irruption, le thermomètre marquait encore 27°, il ne descendit point au-dessous de 25°. Ainsi, d'une part, des constitutions énervées par les

plus fortes chaleurs climatériques de l'année subies sans inter
ruption pendant quatre mois, de l'autre, des santés plus ou
moins compromises par les influences endémiques de la contrée: telles sont les conditions fâcheuses dans lesquelles se
trouvaient la garnison et la population du Dey, au moment où
l'épidémie fit explosion. N'oublions point de mentionner,
comme autre circonstance défavorable, l'arrivée encore récente
du 12e régiment de ligne et de jeunes soldats dans les autres
corps de la garnison. »

Proportion relative suivant laquelle les cas de choléra ont eu lieu
à l'hôpital et dans les casernes.

« Quant au nombre et à la provenance des victimes militaires, il y a, dit M. Léonard, une distinction importante à faire
entre ce qui s'est passé dans les casernes où l'on ne trouve que
la proportion ordinaire des ravages du choléra, partout où il
passe, et les circonstances *bien autrement désastreuses* dont
l'hôpital du Dey a été si cruellement accablé. Ici, en effet, existe dans un espace limité, un établissement avec une population
de 770 malades au 6 septembre, diminuée chaque jour et rapidement de moitié environ, par une mesure de prudence préservative qui renvoie dans leurs casernes tous les malades susceptibles d'y recevoir des soins de convalescence, et avec un
effectif moyen de 150 infirmiers entretenus pendant tout le
mois. Est-il étonnant qu'en de telles conditions l'hôpital du Dey
devienne tout-à-coup le centre d'un foyer destructeur qui, pendant 30 jours, absorbera malades et infirmiers, jusqu'à ce que
581 des premiers aient passé par ses attaques, en laissant 241
morts, et 103 des seconds, dont 69 succomberont? C'est-à-
dire, jusqu'à ce que le fléau ne trouve plus, pour ainsi dire,
d'individu sur qui frapper. »

— Suit le tableau du mouvement quotidien des cholériques,
venus du dehors ou frappés dans les salles, avec le chiffre journalier des décès, depuis le 6 septembre jusqu'au 15 octobre inclus.

Mouvement des cholériques

Jour par jour, du 6 septembre au 15 octobre inclus, à l'hôpital militaire du Dey, en 1849.

DATES.	CAS DÉCLARÉS		DÉCÈS.
	dans l'hôpital.	au dehors.	
Du 6 au 7 septembre	»	3	».
7 8	»	8	»
8 9	»	7	2
9 10	1	10	4
10 11	2	5	3
11 12	7	4	3
12 13	8	1	6
13 14	11	3	5
14 15	13	1	5
15 16	38	4	10
16 17	40	7	19
17 18	70	8	34
18 19	44	15	39
19 20	44	16	36
20 21	30	23	33
21 22	17	22	38
22 23	9	21	30
23 24	9	13	16
24 25	14	8	10
25 26	7	13	11
26 27	8	10	13
27 28	2	12	16
28 29	3	5	10
29 30	6	9	18
Du 30 au 1er octobre	1	5	13
1er 2	4	5	9
2 3	1	6	7
3 4	3	6	11
4 5	»	5	4
5 6	1	3	3
6 7	»	3	3
7 8	4	4	8
8 9	2	3	5
9 10	2	1	3
10 11	2	2	5
11 12	4	1	3
12 13	2	1	1
13 14	»	1	3
14 15	2	»	»
15 16	»	»	»
Totaux......	381	271	442
	652		

Note (au dehors, accolade sur les premières lignes) : 33 pénitenciers et 1 soldat du 19e de lig.

« Le mouvement qui précède, dit l'auteur du rapport, indique dans quelle *proportion relative* s'est développée l'épidémie à l'hôpital et dans les casernes. Il fait voir, de plus, la progression rapide qu'elle a suivie, particulièrement chez les malades du Dey. Cette progression est telle que, depuis le 9 septembre, où l'invasion se fait dans les salles, jusqu'au 17, le nombre des cas se multiplie de manière que dans cette dernière journée il s'élève à 70, quand, le même jour, le chiffre des entrants cholériques venus du dehors n'est que de 8. Leur marche décroissante se montre avec la même vitesse ; aussi, à partir du 1er octobre jusqu'au 16, ils deviennent de plus en plus rares, et alors tout fait pressentir la fin prochaine de l'épidémie. »

Réveil par suite de l'arrivée de troupes.

Cependant le choléra qui semblait éteint, au moment où M. le Médecin en chef du Dey en rendait compte dans les termes qui précèdent, eut un réveil qui coïncida avec l'arrivée du 16e de ligne venu d'Orléansville, où l'on avait eu l'imprudence de le faire relever par le 12e de ligne, et avec l'admission à l'hôpital de quelques cholériques débarqués des bateaux à vapeur le Météore et l'Euphrate qui transportaient des troupes d'Oran à Philippeville.

Mention honorable des médecins militaires, des officiers d'administration et des infirmiers faite par le *Moniteur Algérien*.

« La garnison d'Alger, disait le *Moniteur Algérien*, à la date du 10 octobre a payé un cruel tribut à la maladie. — 900 hommes ont été atteints, 523 ont succombé. — C'est un 15e environ de l'effectif stationnaire ou flottant dans la place. »

« Dans ces pénibles circonstances, la reconnaissance publique a justement récompensé le dévouement et les soins des officiers de santé de l'armée et des administrateurs qui ont, avec le zèle le plus honorable, accompli leurs fonctions près des militaires cholériques. — Les infirmiers militaires, associés à ces soins, ont prouvé que des cœurs généreux battaient sous leur uniforme. — 51 *ont succombé sur* 179, sans que la constance des survivants ait chancelé. — Leurs camarades des autres armes, leur tiennent compte de ce courage ! »

« La même épreuve parait réservée à toutes les places de l'Algérie. — Le *nuage* qui semble nous avoir apporté le choléra par-dessus la Méditerrannée a atteint presque aussitôt la plupart de nos stations maritimes, à l'Est et à l'Ouest, et gagne successivement les villes de l'intérieur. »

Mortalité à l'hôpital militaire et à l'hôpital civil.

En tout cas, les phases de l'épidémie recherchées seulement à l'hôpital du Dey dans le registre des décès sont représentées par 374 atteintes mortelles pendant le mois de septembre, par 99, en octobre, 26 en novembre, 0 en décembre, et 5 en janvier 1850, en tout 504.

Mais cette forte mortalité ne fut pas la seule, car l'influence épidémique concourut, comme en 1835 et en 1837, par l'action aggravante qu'elle exerça sur les autres ordres d'affections, à faire monter la proportion moyenne des décès de l'année à 1 sur 6 malades, proportion énorme, à laquelle le malheureux 12e de ligne concourut pour une large part.

En comparant les désastres du choléra à l'hôpital militaire et à l'hôpital civil, on voit que le premier eut infiniment plus à souffrir; car, atteint *plus tardivement*, et comme par *contre coup*, l'hôpital civil n'eut que 15 décès dans le mois de septembre, 89 dans le dernier trimestre et 7 dans les premiers jours de l'année 1850. Ce total de 202 décès se divise ainsi qu'il suit, au point de vue de la nationalité et du sexe :

Français	111	Sexe masculin. . .	139
Etrangers	72	Sexe féminin. . .	63
Indigènes	19		

Signification importante du tableau de la progression journalière des cas intérieurs et extérieurs du choléra à l'hôpital du Dey.

Parmi les faits qui précèdent, le tableau de la progression

journalière des *cas intérieurs* et *extérieurs* du choléra à l'hôpital de Dey en 1849, nous paraît avoir une *importance capitale*, comme preuve à l'appui des idées que nous soutenons. M. le Docteur Léonard qui l'a dressé, à une époque où, certes, il était loin de croire à la contagion, n'a pas craint d'avoir à *se déjuger*, en mettant à notre disposition un travail dans lequel nous puisons un de nos plus forts arguments contre la doctrine à laquelle, comme nous tous, il était alors attaché. Mais plus soucieux des vrais intérêts de la science et de l'humanité, que des petites blessures d'une critique tardive, il n'a que le regret de ne pouvoir nous livrer ses rapports sur les épidémies ultérieures, rapports dont il a perdu les minutes. C'est là un exemple d'abnégation personnelle et de probité médicale bon à citer, peut-être, au moment du procès qui passionne aujourd'hui, si *diversement*, les médecins du monde entier au sujet du choléra.

Ce tableau, à notre avis si concluant, nous l'avons confronté avec les registres de l'hôpital du Dey, et rectifié en quelques points, surtout en ce qui concerne la mortalité dont le chiffre était, par erreur, *plus considérable* que nous ne l'avons trouvé au *nécrologe officiel* : nouvelle preuve de la bonne foi et du *désintéressement professionnel* de son auteur, lui qui s'était réservé le dangereux honneur du traitement des cholériques, réunis en un seul service, dans un groupe de baraques de l'immense terrain sur lequel est établi l'hôpital militaire.

Or, pour peu qu'on veuille l'interroger avec la rigueur d'examen qu'exige toujours la recherche de la vérité, ce tableau explique très clairement le procédé de diffusion du fléau asiatique, dans l'hôpital d'abord, puis, par un reflux forcé, au milieu des établissements militaires dans lesquels l'hôpital versa rapidement le trop plein de ses malades convalescents et, par ces derniers enfin, au sein de la ville elle-même, livrée ainsi de toutes parts au rayonnement cholérique. La preuve de cette expansion épidémique ainsi faite est écrite en chiffres concluants dans la pièce statistique en question.

Interprétatiou rationelle de ce tableau dans le sens de la contagion
s'exerçant à l'hôpital et au dehors.

En effet, du 6 au 12 septembre, a lieu d'abord l'envoi successif à l'hôpital du Dey, alors exempt de toute influence morbide suspecte, de 33 cholériques du pénitencier de Bab-Azoun ; puis, le 9 et les jours suivants, éclatent parmi les malades des salles, des cas de choléra qui se multiplient avec une si grande rapidité, qu'ils atteignent, en 9 jours, le chiffre 190, quand, dans le même temps, et lors déjà qu'on eût commencé le renvoi dans leurs casernes des malades convalescents, les cas venus du dehors ne. s'élevaient qu'au chiffre 25 ; enfin, à partir dn 18, à mesure que la population de l'hôpital diminue et que l'influence épidémique s'épuise sur elle, se produit une décroissance rapide des atteintes intérieures, pendant que le nombre des atteintes extérieures va croissant et dépasse bientôt le chiffre journalier des premières.

Qui donc pourrait se refuser à voir dans cette succession si précise de phénomènes et de circonstances qui s'enchaînent si bien, de phases si parfaitement logiques, le cercle de contagion cholérique déjà indiqué par nous, dans la relation des épidémies précédentes ? Savoir : la formation d'un foyer primitif dans un lieu voisin du port, l'importation du levain épidémique à l'hôpital, où il fait rapidement explosion, le transport de la maladie dans les casernes, par les malades convalescents qui y rentrent, enfin la généralisation du fléau dans la ville et dans ses environs, quelque fois dans toute la contrée, comme cela eut lieu en 1849.

Propagation épidémique au sud-ouest d'Alger : — Étapes cholériques
du 12° de ligne.

La propagation cholérique, bornée d'abord quelque temps à l'enceinte de la ville d'Alger, ne tarda pas, en effet, à se faire au dehors et même très loin, comme nous allons le voir, en suivant deux directions opposées.

Le malheureux 12° de ligne, l'auteur du choléra de 1837, en

Algérie, et le plus maltraité, en 1849, de tous les corps de la garnison d'Alger, est, cette fois encore, le propagateur du fléau sur une des deux grandes lignes où nous allons pouvoir le suivre, gráce à une note fort intéressante que nous a remise un de nos collègues de l'hôpital du Dey, M. le docteur Messager, à cette époque, médecin aide-major dans ce régiment.

« Quinze jours environ, après l'invasion du choléra à Alger, dit M. Messager, alors que chaque régiment envoyait par jour une douzaine de cholériques à l'hôpital du Dey, le 12° de ligne reçut l'ordre de se rendre par la voie de terre d'Alger à Orléansville, pour y relever le 16° de ligne. »

L'itinéraire du 1er bataillon s'effectua à petites journées, en évitant de bivouaquer dans les villes ou villages situés sur la route. Cet ordre fut rigoureusement suivi jusqu'à Milianah, où l'on arriva le 8° jour de marche. L'aide-major du bataillon, (M. Messager lui-même), n'ayant eu à constater aucune indisposition, depuis le départ d'Alger, où il avait d'ailleurs eu le soin de laisser tous les malingres, le Général commandant la subdivision de Milianah autorisa l'établissement du bivouac à un kilomètre en dehors de la ville, et en permit l'entrée aux hommes. »

« La troupe ayant fait séjour, deux cas de choléra suivis de mort, eurent lieu au camp la première nuit, et trois la seconde. Les hommes atteints, transportés aussitôt à l'hôpital, y semèrent la contagion ; mais, dès le lendemain même de notre arrivée, l'épidémie cholérique s'était déclarée en ville, et frappait instantanément une population qui jusque-là avait été intacte. A l'arrivée des compagnies du 12° de ligne à Orléansville et à Ténez, les mêmes phénomènes de propagation se sont reproduits, et les populations en ont encore aujourd'hui conservé le douloureux souvenir. »

« Nous avons constaté qu'aucun cas de choléra ne s'était déclaré pendant les jours de marche ; mais l'arrivée de la troupe dans les villes désignées ci-dessus a toujours donné lieu à une recrudescence épidémique et à sa propagation à l'hôpital et dans la population. On peut en attribuer la cause aux excès de tout genre habituels aux soldats, à leur arrivée dans une ville de garnison. La prédisposition cholérique développée par le séjour encore récent dans la ville d'Alger, passait à l'état d'action chez les individus intempérants ou incontinents. »

« Les deux bataillons restés à Alger, ayant rejoint le premier à quinze jours de distance, leur passage dans les villes de Milianah, Orléansville et Ténez, a également été marqué par une recrudescence cholérique. »

« Ces faits n'ont laissé aucun doute dans notre esprit, ajoute M. Messager, sur la contagiosité miasmatique du choléra qui, une fois produit par une influence locale quelconque, n'a plus besoin, pour se propager, de l'intervention des causes qui lui ont donné naissance ; les individus atteints de la maladie deviennent eux-mêmes autant de foyers de contagion, et versent dans l'atmosphère des miasmes susceptibles de transmettre la maladie à d'autres personnes, dès qu'elles y sont prédisposées. »

Extension de l'épidémie dans toute la contrée.

Des renseignements non moins exacts, nous apprennent que l'extension du fléau dans toute la contrée, suivit de près son importation dans les villes ci-dessus nommées. L'Ouarensenis et le Dahra furent, en effet, rapidement envahis et, en se propageant par la vallée du Chéliff jusqu'aux environs de Mostaganem, le choléra d'Alger alla bientôt donner la main au choléra d'Oran, en sorte que la transmission par terre ne fit plus qu'un avec la transmission par mer. Cherchell ne tarda point non plus à avoir sa part de la dévastation, et ce fut encore le 12ᵉ régiment qui, par un de ses bataillons, y introduisit la maladie.

Le 16ᵉ de ligne, pendant son mouvement de retour vers la ville d'Alger, aux portes de laquelle il dut camper, durant quelques semaines, avant d'y entrer, souffrit beaucoup aussi de la

— 54 —

rencontre funeste qu'il avait faite du régiment qui était venu le relever.

L'explosion de l'épidémie à Orléansville, après l'arrivée du 12e, se fit d'une manière en quelque sorte foudroyante. La population et les portions de corps de troupes qui s'y trouvaient, furent plus que décimées en très peu de temps, et le régiment importateur paya lui-même un léger tribut à ce nouveau foyer de contagion allumé par lui. En moins d'une semaine, l'escadron de spahis qui y tenait garnison, perdit une grande partie de ses hommes et tout le cadre français de ses officiers : MM. de Vernon, Burelli et de Dampierre.

Au souvenir de ces tristes circonstances se rattachent, pour le dévouement qu'elles suscitèrent, des noms rendus célèbres par des services plus éclatants : ce sont ceux de MM. les généraux de Martimprey, du Barrail et de Mirandol, qui étaient alors, le premier, colonel commandant la subdivision, le second, capitaine officier d'ordonnance du colonel, et le troisième, chef d'escadron de spahis. Toutefois à cette liste si honorable, il est juste d'ajouter des noms plus humbles, mais non moins recommandables, que notre sentiment professionnel se plaît à inscrire : tels sont, celui du bon et savant docteur Rietschel, aujourd'hui médecin en chef de la division d'Oran, venu alors de Ténez pour succéder à Orléansville, dans la direction du service médical, au docteur Taboureau, une des victimes du fléau, et celui de notre excellent camarade de l'hôpital du Dey, M. le docteur Messager, qui fut décoré en 1850, à l'occasion de cette épidémie et de la suivante.

Qu'on nous passe ces désignations de personnes qui allongent et embarrassent peut-être notre récit ; mais les noms nous paraissent être les meilleurs témoignages à l'appui des faits, et nous les invoquons au profit de la vérité dans un débat où il importe tant qu'elle soit bien connue.

Propagation à l'est et au sud-est.

Mais, pendant que se déroulait au loin, dans l'ouest de nos possessions algériennes, cette chaîne non interrompue de la contagion cholérique sortie d'Alger par mer et par terre, une autre traînée épidémique partie du même point se faisait dans les contrées agitées de l'est, parcourues alors en divers sens par nos colonnes expéditionnaires.

Rappelé subitement dans le chef-lieu de son commandement, par suite de la nouvelle d'une tentative de soulèvement des kabyles du Djurjura, le colonel Canrobert, commandant la subdivision d'Aumale, avait quitté Alger vers le 15 septembre, au moment où le choléra y était dans toute sa force d'expansion, emmenant avec lui un escadron du 1er chasseurs d'Afrique. Est-ce par cette troupe que l'épidémie gagna Aumale, ou n'y eut-il qu'un seul importateur, le soldat du train signalé par M. E. Bertherand? C'est ce qu'il nous est impossible de dire, en l'absence de renseignements certains. Toujours est-il, que cette place était affreusement ravagée, lorsque les difficultés du siège de Zaatcha en firent sortir, vers la fin d'octobre, une colonne de secours commandée par le colonel Canrobert.

En même temps, un détachement de hussards venu de Marseille à Philippeville, en passant par Alger au plus fort de l'épidémie, et, un peu après, les troupes transportées d'Oran, par les bateaux l'Euphrate et le Météore, *le 8e bataillon de chasseurs à pied*, entre autres, semèrent sur leur passage le choléra qui s'étendit bientôt jusqu'à Sétif, Constantine et Batna, et contaminèrent aussitôt la colonne Daumas, à laquelle elles furent attachées.

Communication du choléra à l'armée expéditionnaire de Zaatcha, faite par les colonnes Canrobert et Daumas. Elle est pressentie par le *Moniteur algérien*.

L'armée occupée au siège de Zaatcha, où l'état sanitaire était excellent, ainsi que l'affirme notre ami M. le docteur Quesnoy, dans son intéressante relation médico-chirurgicale de cette campagne (1), se trouvait donc dans les premiers jours de novembre,

---

(1) Recueil des mémoires de médecine militaire, année 1850, page 248.

menacée des atteintes du choléra, à l'est et à l'ouest, par les colonnes de renfort qui lui arrivaient de Constantine et d'Aumale.

Aussi le *Moniteur Algérien* du 10 novembre, après avoir rendu compte de la situation militaire des choses à Zaatcha, laisse-t-il échapper ses appréhensions dans les termes suivants :

« Une pensée triste doit trouver place au milieu de cet exposé rassurant. Le choléra, qui n'avait point encore dépassé Constantine, a marché depuis lors. — Il s'avance avec les colonnes de renfort, parties de localités en proie au fléau. La colonne de M. le colonel Canrobert, sortie d'Aumale, est surtout maltraitée ; 60 morts ont jalonné sa route jusqu'à Bou-Çada. — La division réunie devant Zaatcha aura, sans doute, à lutter à la fois contre le fanatisme musulman et contre l'épidémie ! — Il ne dépendait de personne de lui épargner cette double épreuve, le salut de l'Algérie commandait d'agir immédiatement, à tout prix. — Les vieux soldats qui sont à Zaatcha, comprennent ce devoir et l'accompliront. »

Ce passage extrait du journal officiel, est on ne peut plus significatif. Le sentiment vrai de la réalité sur la progression contagieuse du fléau y éclate sans réticence ; l'auteur de la note ne se contente pas de relater les faits épidémiques qui ont eu lieu, il *annonce* ceux qui vont se produire, tant il est convaincu de la contagiosité de la maladie.

Le numéro suivant du *Moniteur Algérien*, celui du 20 novembre, rend compte de la jonction devant Zaatcha, à la date du 8, de la colonne Canrobert avec l'armée assiégeante, et de la prise de Bou-Çada, par M. le colonel Daumas ; il raconte encore plus explicitement, les progrès du fléau asiatique, au milieu de nos troupes.

« M. le colonel Canrobert, dit la note officielle, n'a pas cessé, malheureusement, de perdre du monde par le choléra ; plus de 100 hommes ont succombé depuis le départ d'Aumale, avant d'arriver à Zaatcha. Quelques cas se manifestent encore dans sa colonne; le reste des troupes rénnies sons les ordres de M. le général Herbillon, sont exemples du fléau. »

« Tout est fini à Bou-Çada. —Le 15 novembre, les habitants du quartier insurgé ont ouvert leurs portes à M. le colonel Daumas, démoli les barricades qui obstruaient les rues et livré des ôtages. — Mais, français et indigènes des deux partis luttent avec un cruel ennemi, le choléra, qui diminue, après avoir emporté plus de 140 hommes sur moins de 2.000 dont se composait la colonne. »

Cependant les troupes qui assiégeaient Zaatcha, sous les ordres de M. le général Herbillon, ne pouvaient échapper à la contagion. Aussi une terrible explosion épidémique vint-elle ajouter encore à leurs souffrances, quelques jours après l'arrivée de la colonne d'Aumale. M. le docteur Quesnoy qui atteste ce triste événement dans sa relation, nous montre aussi que l'épidémie ne se borna pas à décimer notre armée.

« Dans les différentes invasions du choléra en Afrique, dit-il, les Zibans avaient été épargnés. Il n'en fut pas de même cette fois. Arrivé avec nos troupes, le fléau se répandit bientôt dans les oasis, et y fit de grands ravages; surtout à Biskra, où les premières victimes furent nos malheureux blessés.

De nombreux faits particuliers prouvant la contagion peuvent être cités à l'appui de ce qui précède.

Mais pendant que le choléra, sorti d'Alger, se répandait ainsi au loin en vertu du principe contagieux qui peut seul logiquement expliquer sa propagation, des faits particuliers attestaient, de tous côtés, ce mode d'expansion épidémique.

La brochure de M. E. Bertherand abonde en preuves de ce genre puisées toutes à des sources médicales d'une autorité incontestable. La citation suivante qui pourrait se poursuivre en bien des pages en donnera une idée.

« Un Arabe venant du marché d'Orléansville, où sévissait le fléau, fut atteint en route et succomba avant son arrivée dans sa

4

tribu, (cercle de Téniet-el-Haâd), le corps fut rapporté chez lui (Ouled-Ammar) ; à dater de ce moment, le choléra atteignit successivement ses proches et une fraction de la tribu (Dr Barreau).

« A Tlemcen, une fois le choléra déclaré sur un point, son influence s'exerce bientôt dans le voisinage. Un membre d'une famille est-il atteint, les autres sont aussitôt frappés à leur tour. On a constaté 5 décès dans une même famille composée du père, de la mère et de cinq enfants. Au début de l'épidémie, le choléra visite une maison turque habitée par 16 personnes ; 11 tombent malades presque en même temps et y succombent. (Dr Catteloup). »

L'omission de quelques mesures préservatives très simples
a été la cause de tant de malheurs.

Parvenus au terme de notre histoire du choléra d'Alger en 1849, histoire qui pourrait, à elle seule, suffire à la démonstration des vérités que nous voulons répandre, nous ne pouvons nous défendre d'un douloureux retour sur la suite de malheurs dus à l'omission d'une ou deux mesures préservatives fort simples qu'on aurait dû prendre au début de l'épidémie.

Que les cholériques du pénitencier de Bab-Azoun eussent été traités, par exemple, dans un établissement isolé extra-muros, et que ce pénitencier, transporté en masse loin de la ville, dans un lieu élevé et bien aéré, eût été placé dans des conditions parfaites d'isolement, et tous les tristes événements que nous venons de raconter, eussent été évités ! Devant la menace d'envahissement du choléra, les *mesures radicales* de préservation ont seules des chances de succès, et, parmi ces mesures, la suppression des foyers existants domine toutes les autres. Pour cela, l'évacuation en masse des lieux infectés doit être obtenue à tout prix, et l'admission des cholériques aux hôpitaux absolument interdite.

QUATRIÈME INVASION CHOLÉRIQUE D'ALGER
ANNÉE 1850.

Présence du choléra à Malte, à Tunis et à Bône. — Importation cholérique à Alger par des pèlerins indigènes, sans effet épidémique, par suite d'une mesure rigoureuse d'isolement.

La dernière épidémie cholérique d'Alger était donc à peu près terminée, au commencement de janvier 1850, à l'exception de la plaine de la Mitidja qui en était encore atteinte en quelques points. Mais là, comme dans tout le reste de l'Algérie, le fléau déjà atténué, à la suite de l'apparition tardive des premiers froids et des pluies de l'automne, cessa, de toutes parts, avec la période des mauvais temps de l'hiver, et il ne fut plus question de choléra jusqu'au commencement de l'été. A cette époque, l'annonce de l'apparition du fléau à Malte, dans la Régence de Tunis et à Bône, fit naître dans la population de vives inquiétudes qui s'accrurent surtout, à partir du 15 juillet, jour de l'arrivée dans le port du brick ottoman *Gazel-el-Kin*, capitaine Mansour, venant d'Alexandrie avec un chargement de *pèlerins indigènes*. Ce bâtiment, qui avait touché à Malte alors infecté, avait à bord des cholériques dont le capitaine nia tout d'abord l'existence, mais qui furent, quand même, en compagnie de leurs compagnons valides, internés au Lazaret et confiés aux soins de M. le docteur Camps. Cette mesure d'isolement exécutée franchement et avec toute la rigueur nécessaire eut les meilleurs effets, car le mal parfaitement reconnu s'éteignit bien vite, après avoir fait seulement quelques victimes dans l'intérieur de l'établissement.

Invasion à Bône du choléra venu de Tunis par voie maritime.

Cependant, le choléra sévissait déjà, à cette époque, dans une grande partie de la province de Constantine où il avait eu, comme en 1837, la ville de Bône pour point de départ. Seulement, au lieu de venir de Marseille, c'est de Tunis qu'il avait cette fois été apporté.

Ce fait d'importation maritime et de propagation opérée ensuite de proche en proche par foyers successifs nous est attesté par un des hauts fonctionnaires civils d'Alger, M. Tellier, alors sous-Préfet intérimaire à Bône, qui ordonna lui-même, dans la mesure des prescriptions sanitaires en vigueur, les précautions à opposer à l'invasion épidémique. Voici du reste le récit de cette invasion fait par un médecin de la localité. (1)

« Le bateau à vapeur le *Sphinx*, qui fait le service de la correspondance de Tunis à Marseille, parti de Tunis, le 19 juin 1850, a mouillé sur la rade de Bône le lendemain, ayant à bord 160 passagers pour notre ville. La veille de son départ, on avait constaté à Tunis 149 décès cholériques; pendant la traversée, qui est de vingt heures, il y eut 3 décès à bord. Les 160 passagers furent internés au fort Génois, pour y subir une quarantaine de 5 jours, à partir du jour où il n'y aurait plus de décès. Depuis leur débarquement jusqu'à ce jour, 6 juillet, 7 passagers ont été atteints par le choléra dont 5 sont morts. Un officier de santé, un élève en pharmacie et 9 gardes de santé ont été installés dans le fort pour le service intérieur; une compagnie d'infanterie du 43ᵉ régiment fut campé en dehors du fort, pour former un cordon sanitaire et empêcher les communications. Le 27 juin, le nommé Blanquet, soldat du 43ᵉ faisant partie du cordon sanitaire, est atteint du choléra algide. Le 28, le nommé Lajous, fusillier au même corps, employé au cordon sanitaire, est atteint, et meurt après treize heures de maladie. Ces deux militaires n'avaient pas *communiqué directement* avec les passagers. Le 29, un garde de santé, préposé à la surveillance et au

____

(1) Lettre de M. Moreau, médecin à Bône (*Gaz. méd.* de Paris, 1850, pag. 760), extraite de la *Géographie médicale* de M. Boudin, tom. 2, pag. 375.

service des passagers dans le fort même, est atteint par la maladie. Le 2 juillet, l'élève en pharmacie, envoyé depuis le 22 juin pour préparer les médicaments, offre tous les symptômes cholériques. Le 3, ce malade meurt dans l'état algide. »

Mais l'absence de *communication directe*, c'est-à-dire, *par le toucher*, que le cordon sanitaire avait pour but d'empêcher ne suffisait pas. Il aurait fallu interdire les visites à petite distance qui avaient lieu continuellement entre les israélites de Bône et les passagers du *Sphinx*, leurs coréligionnaires internés au fort. C'est en prenant strictement à la lettre le sens du mot contagion qu'on laissa approcher les imprudents et malheureux visiteurs, non suffisamment protégés contre les atteintes du mal par l'intervalle des deux grilles contiguës, à travers lesquelles s'échangeaient les conservations. Ces détails, que nous devons à l'obligeante communication de M. Tellier, nous sont encore confirmés par M. Filidoro, aujourd'hui Directeur de la santé à Alger, et alors capitaine de la santé à Bône. M. Filidoro a même la conviction que les hommes du cordon sanitaire ont communiqué, en dépit de sa surveillance, avec les internés du fort.

Importation cholérique de la Régence de Tunis dans la province de Constantine, par voie de terre, et propagation au loin de l'épidémie par foyers successifs.

Toutefois, ce ne fut pas seulement par la voie maritime que le choléra se répandit de la régence de Tunis dans la province de Constantine. Une caravane de Souâfas, venue des frontières tunisiennes, apporta dans le sud la maladie à Sidi-Okba, où, sur une population de 1300 habitants, elle fit 385 victimes. De ce point la contagion n'eût qu'un pas à faire, pour envahir Biskra et tout le cercle dont le commandant supérieur, M. Sadde, capitaine du génie, succomba, un des premiers, aux atteintes du fléau. Le *Moniteur algérien* du 5 septempre, qui relate ces faits, nous apprend aussi la mort de deux capitaines de la légion étrangère et d'un chirurgien sous-aide, M. Philippe, frappé en donnant ses soins aux Arabes de Sidi-Okba.

Le point noir, à l'horizon d'Alger, n'est plus cette fois sur la rive opposée de la Méditerranée : le fléau épidémique s'avance en suivant le littoral Africain, et en se propageant par la voie de terre, du nord au sud et de l'est à l'ouest.

Du foyer constitué en dehors de Bône, la contagion s'étendit en cette ville qu'elle maltraita très peu, et de là, elle se propagea à Guelma et à Sétif ; puis, gagnant les tribus kabyles du cercle de Bougie, elle attaqua surtout les Fennaya, les Beni Ourghlis, les Illoula, les Beni-bou-Djellil, et se répandit ensuite dans l'Oued-Sahel, en se rapprochant de Sétif.

« On a porté à 3,000 le nombre des morts dans ces parages, dit le *Moniteur Algérien* du 5 septembre, mais ce chiffre qu'on ne peut contrôler parait exagéré. Il est à remarquer que ces contrées avaient été complètement épargnées l'automne dernier, pendant que l'épidémie sévissait tout à l'entour, à Alger, Aumale, Bou-Çada, Constantine et Philippeville. »

Enfin le mal Indien, après avoir en partie ravagé le massif du Djurjura, avait gagné le territoire des Issers, dès les premiers jours du mois d'août, et frappait assez rudement les indigènes, presque aux portes d'Alger.

Cas isolés à Alger à la date du 14 août.

La menace, cette fois, venait de l'intérieur, et elle ne tarda pas à s'effectuer par quelques cas qui se déclarèrent en ville, dès le 14 du même mois ; *cas isolés* cependant, et *sans effets épidémiques*. Tels furent ceux d'un sieur Bagnus, du faubourg Bab-el-Oued, qui succomba en quelques heures à des symptômes cholériques très accusés, d'un garçon du restaurant de la Poste, demeurant rue Doria, et d'un autre individu, tous deux affectés de cholérine et transportés à l'hôpital civil.

Évidemment, ce jour là, l'épidémie s'annonçait par cette triple tentative aux terreurs trop malheureusement fondées de la population d'Alger, encore sous l'émoi de l'épreuve de l'année précédente ; mais elle ne se déclara véritablement que dans les premiers jours de septembre.

Inquiétudes raisonnées des habitants d'Alger devant la menace épidémique, pression utile de l'opinion publique sur les décisions de l'autorité.

Déjà, depuis plusieurs mois, avec la nouvelle de l'existence du choléra dans la régence de Tunis, une vague inquiétude s'était partout répandue en Algérie, et principalement à Alger, inquiétude accrue surtout par le sentiment général de l'insuffisance des mesures administratives de préservation. Cette anxiété et ces pressentiments raisonnés du public se reflètent si vivement dans les notes de M. Devoulx, et avec un instinct si juste de la situation, que nous ne savons résister au désir d'en extraire quelques passages, pour l'édification de nos lecteurs.

« Lorsqu'il y a quelques mois à peine, dit M. Devoulx, nous constations l'imprévoyance de l'administration militaire qui, par l'inexplicable application du système non contagioniste, avait si imprudemment ouvert, et si malheureusement abandonné l'hôpital du Dey aux ravages du fléau ; lorsque, à la même époque, nous disions l'affligeante indifférence que l'autorité municipale avait mise à s'opposer à l'invasion et aux progrès du mal dévastateur, nous étions loin de nous croire appelé si vite à écrire de nouvelles notes sur une autre épidémie cholérique, à enregistrer les mêmes fautes, à déplorer les mêmes errements. »

« Depuis quelque temps le bruit que le pénitencier de Bab-Azoun était le foyer d'une maladie suspecte s'était accrédité dans le public : les affections ordinaires de la saison d'été qui, dès le mois de juin, s'étaient manifestées chez les condamnés militaires, soumis, comme l'on sait, à des travaux pénibles, avaient donné naissance à ces rumeurs. On s'alarmait surtout, parce que l'on savait combien peu l'on pouvait compter sur la

vigilance administrative, ainsi que sur l'opportunité et sur l'efficacité des mesures de préservation. »

« La nouvelle de la présence du choléra à Tunis, mit le comble à l'anxiété, et donna l'éveil à l'opinion sur la déplorable inertie
des personnes chargées de la surveillance sanitaire. La foi vulgaire
à la contagion cholérique, d'autant plus ardente qu'elle se sentait très peu partagée et soutenue par ceux qui pouvaient seuls
lui donner satisfaction, s'impatientait, s'indignait même contre
l'inobservance des moyens préservateurs, surtout quand l'on sut
que, *malgré les avis de l'intendance militaire de Marseille*, on
recevait en libre pratique les provenances de Tunis. »

Cette expression hautement avouée du sentiment public
dont M. Devoulx est, dans ses notes journalières, le fidèle et
souvent l'éloquent interprète, eut cependant sur les décisions
de l'autorité une influence très favorable, car c'est à la suite de
toutes ces inquiétudes de la population et de la pression de l'o-
pinion publique, que les pélerins indigènes venus d'Égypte par
le brick *Gazel-el-Kin*, furent internés au Lazaret et fournirent
la preuve péremptoire de ce qu'on doit attendre d'une mesure
d'isolement rigoureusement appliquée et suffisamment prolongée. Ce ne fut, en effet, que 14 jours après leur internement au
Lazaret et le décès de 8 cholériques, que les passagers indigènes du Brick ottoman, furent rendus à la liberté sur le territoire de Fouka, où des balancelles espagnoles les transportèrent, afin de préserver la population de leur contact.

Stérilité épidémique des premiers cas de choléra dans l'intérieur
de la ville.

Mais si, plus efficace qu'à Bône, la mesure de séquestration absolue appliquée aux passagers contaminés du *Gazel-
el-Kin*, avait bien certainement préservé Alger de l'importation cholérique, cette ville, par suite de ses incessantes
communications avec l'intérieur des terres alors infectées,
ne pouvait tarder d'être envahie.

Déjà, comme nous l'avons dit, *quelques cas isolés* avaient eu lieu, à la date du 14 et du 15 août, cas bien réels, quoique non avoués, comme il arrive toujours au début des épidémies.

« Hier, dit le journal de M. Devoulx, à la date du 15 août, le nommé Bagnus, Raphaël, ouvrier carrier, qui travaillait encore à 9 heures, a été pris à ce moment de crampes et de vomissements et transporté chez lui, faubourg Bab-el-Oued, où il est mort à 4 heures du soir. »

« M. le docteur Foley, que je rencontre ce matin, me dit que la mort du sieur Bagnus a ému l'autorité, malgré les doutes émis sur la nature du mal par M. le docteur Négrin qui a constaté le décès. »

Aujourd'hui le doute n'est plus possible, car une des filles de Bagnus vient de mourir presque subitement de la même manière que son père. — Cependant, on cherche encore à jeter du vague sur ces deux accidents. »

Pendant 15 jours, toutefois, l'absence de nouveaux cas ainsi que la nouvelle de la disparition de l'épidémie à Bône et dans ses environs rendirent la sécurité aux habitants. Mais l'espoir d'échapper au fléau fut de peu de durée, car, dès les premiers jours de septembre, on apprit que le choléra avait envahi l'hôpital du Dey, et la population, habituée à voir dans cet événement le signal de l'invasion cholérique à Alger, dut se résigner à subir de nouveau les coups de l'épidémie.

Invasion réelle de l'épidémie à l'hôpital militaire du Dey, et fait probable d'importation cholérique dans cet établissement par voie maritime.

Sauf les cas des 14 et 15 août, qui eurent lieu isolément en ville, c'est encore à l'hôpital du Dey que l'épidémie débuta et établit tout d'abord son principal foyer ; mais un fait assez curieux, qui tendrait presque à prouver que le choléra a encore été, cette année-là, apporté à Alger par la voie de mer, c'est que le premier décès cholérique inscrit sur le registre de l'hôpital, à la date du 4 septembre, est celui d'un gendarme, le sieur Marlin évacué de Bougie depuis 8 jours. Bien que la ville de Bougie eut été en 1850, comme dans les invasions précédentes, à peu près épargnée, puisqu'on n'y signala alors qu'un cas de choléra, celui d'un caporal de la 9ᵉ compagnie de discipline, mort le 27 juillet, ne serait-il pas possible que le gendarme Marlin eût contracté le germe de sa maladie aux environs de la ville, où l'épidémie sévissait encore sur les indigènes.

Quoi qu'il en soit, deux décès cholériques ont lieu au Dey, à la date du 4 septembre, celui du gendarme Marlin, qui est ou non l'importateur du germe cholérique à l'hôpital, et celui d'un chasseur d'Afrique en traitement depuis un mois dans une des salles de fiévreux. — Le 6, deux nouveaux décès ont lieu chez des malades depuis longtemps déjà à l'hôpital et, par conséquent, entrés pour une maladie autre que le choléra. — Le 7 seulement, sur les deux décès du jour figure un zouave entré dans la journée même : c'est donc le *premier cas extérieur* qui se présente au registre des décès, après celui du gendarme venu de Bougie.

Sortie en masse des malades convalescents bientôt suivie de
l'envahissement cholérique des casernes.

Or, à cette époque, les sorties de l'hôpital depuis le 29 août, jour où la présence bien constatée du choléra fit opérer le départ en masse des malades en état de convalescence, s'élevèrent au chiffre de 167 hommes qui furent rendus tout d'un coup à leurs corps casernés dans les différents quartiers de la ville. Le zouave entré le 7, est-il un des malades récemment sortis ? Ou bien, est-ce par suite de la communication qu'il a pu avoir avec les sortants de l'hôpital qu'il a contracté la maladie ? C'est ce qu'il nous est impossible de constater. Toujours est-il que depuis le 7 septembre il entre chaque jour à l'hôpital quelques cholériques venus des casernes, alors qu'en ville il faut remonter jusqu'au 12 septembre dans le journal de M. Devoulx, pour trouver plusieurs cas et décès de choléra, un seul ayant eu lieu, chez un enfant espagnol, rue Porte-Neuve, à la date du 6.

L'accroissement des cas intérieurs au Dey fait recourir à l'évacuation des malades ordinaires sur l'hôpital temporaire de Birkadem et à l'affectation exclusive du Dey aux cholériques de la garnison.

Mais, à l'hôpital militaire et dans les casernes, l'épidémie se prononce de plus en plus.

La journée du 9 donne déjà 9 décès. Le 10, un des hommes du poste de l'hôpital est relevé de faction et meurt en quelques heures, comme foudroyé. Les cas intérieurs se multiplient dans cet établissement, et, comme les choses se dessinent dans le sens de l'an dernier, on se décide enfin à évacuer sur Birkadem, dans un hôpital temporaire dirigé par notre excellent camarade, M. le Dr Ferraton, les malades ordinaires de l'hôpital du Dey, qui demeurera affecté aux seuls cholériques : excellente mesure prise à l'instigation de l'honorable médecin en chef de l'Armée, M. le docteur Paul, mesure qui n'a que le tort de venir trop tard, mais qui pourrait encore sauver Alger, si elle était complétée par l'évacuation immédiate des casernes devenues déjà, au milieu de la cité, des foyers de contagion.

Invasion de l'épidémie en ville par les points voisins des casernes et, consécutivement, à l'hôpital civil.

En effet, dès le 12, il est question de trois cas déclarés dans le haut de la ville, au voisinage des casernes de la Casbah, et d'un autre dans la rue de la Marine, près de la caserne Lemercier. Les malades ont été portés à l'hôpital civil qui va devenir bientôt, à son tour, un centre de rayonnement cholérique.

M. Devoulx annonce dans son journal des faits épidémiques, à la date du 14, que le choléra a pris déjà, depuis deux jours, un développement sensible.

Recrudescence cholérique sous l'influence du siroco ; — court statu-quo de l'épidémie ; sa rapide décroissance, à partir du 1er octobre ; sa propagation dans les provinces d'Alger et d'Oran.

La rue de l'État-Major, le passage Mantout, et surtout, dans la basse ville, les rues des Consuls, Bélisaire, et tout le massif compris entre les rues Bab-el-Oued et de la Marine, constituent le lieu de prédilection du fléau. Il fait journellement 5 à 6 victimes jusqu'au 21, *jour de siroco et de recrudescence cholérique, coïncidence* qui se répètera trop souvent cette année, pour n'être pas une conséquence logique, un phénomène ayant force de *loi*

Depuis le 21 jusqu'au 1er octobre, la maladie se maintient à un chiffre journalier de victimes que M. Devoulx estime de 12 à 15; mais, du 1er au 7 octobre, la décroissance a lieu rapidement, au point même que les navires qui n'étaient sortis avec une patente brute qu'à *partir du 14 du mois de septembre*, reçoivent déjà *patente nette*. L'autorité fait répandre le bruit de la disparition du fléau; mais on sait qu'il existe encore en ville. Il a envahi Boufarick et sévit cruellement à Dély-Brahim; il s'est déclaré à Aumale et se propage dans les contrées de l'ouest, comme l'an dernier, à Milianah, Teniet-el-Haâd, Orléansville et Ténez; il est même à Mostaganem, toujours épargné jusque-là, et menace la ville d'Oran, qui tremble au souvenir de la dévastation de 1849.

« Dans la province de Constantine, dit le *Moniteur algérien* du 5 octobre, on compte encore dans quelques places des cas isolés et en petit nombre, mais la concentration des tribus nomades pour le marché de l'Oued-Tmeniah a amené une recrudescence de l'épidémie parmi les indigènes; des précautions ont été prises pour les isoler, et la communication de Sétif à Constantine se fait maintenant par Milah, pour éviter le parcours du pays infecté. »

Nouvelle et violente explosion le 20 octobre, le surlendemain
de l'arrivée de troupes venant d'un lieu contaminé.

Cependant Alger se croyait à peu près délivré, lorsque, le vendredi, 18 octobre, arrive d'Aumale, alors ravagé, un fort bataillon de zouaves qui venait de traverser un grand nombre de localités infectées. Il est logé dans une des casernes de la Casbah. Le samedi, un épicier, voisin de cette caserne, est frappé du choléra et meurt en quelques heures. Dans la nuit du samedi, et dans la journée du dimanche, par un temps chaud et humide, par une de ces atmosphères brumeuses, voilées et étouffantes, comme l'été d'Alger en produit quelquefois, une explosion cholérique a lieu subitement.

« Le mal éclate dans tous les quartiers à la fois, dit M. Devoulx, dans les hôpitaux comme dans les maisons particulières, dans la haute comme dans la basse ville, parmi les Européens comme parmi les Indigènes, chez les civils et chez les militaires. — On accuse de 80 a 90 cas, et une soixantaine de décès : et, cependant, le *Mérovée* part à midi pour Marseille *avec patente nette.* »

« Le 21, la ville offre un spectacle de désolation et d'effroi. Dès huit heures du matin jusqu'à sept heures du soir, les morts de toutes religions et de toutes nations se croisent dans les rues ; les prêtres mènent en un seul convoi jusqu'à quatre et six cercueils à la fois. »

« Le 22, il y a encore nombre de victimes nouvelles ; on en compte 52 ou 54. — Du 22 au 25, il y a décroissance, c'est-à-dire, de 18 à 20 décès par jour; mais, le 24, une recrudescence se prononce et dure jusqu'au 26. »

« Du 26 au 51 octobre, le fléau se maintient dans une moyenne de mortalité de 15 à 20 personnes par jour, y compris les hôpitaux; il sévit très fort du côté de la Maison-Carrée. De tous les quartiers ruraux contaminés on nous apporte les malades au Lazaret, ce qui fait d'Alger un centre de contagion sans cesse renouvelé. Le dernier courrier de l'est parti d'Oran, un jour où cette ville avait perdu 15 cholériques, n'a pas été mis en quarantaine, parce que nous sommes nous-mêmes atteints de la maladie; en sorte que, lorsque le foyer contagieux sera ici près de s'éteindre, il sera alimenté par les provenances du dehors. »

Exemples du danger de la liberté des communications en temps de
choléra, même entre pays infectés, et raisons probables de la prolongation de l'épidémie.

La dernière réflexion de M. Devoulx, si bien justifiée par les
malheurs qu'il vient de raconter, fait vivement sentir le danger de
la liberté des communications en temps de choléra, même entre les pays infectés dans lesquels l'échange continu du germe
morbifique contribue à entretenir et souvent à aggraver l'épidémie, pour peu que les circonstances atmosphériques en favorisent le développement, comme cela eut lieu dans l'explosion
cholérique d'Alger du 20 octobre. Nous avons là, en partie, l'explication de la prolongation épidémique de 1850 qui se maintint encore jusque dans le courant de janvier 1821, avec quelques oscillations assez régulières, les recrudescences ayant toujours eu lieu dans la nuit du samedi au dimanche, ainsi que nous
l'avons vu pour la terrible journée du 20 octobre. M. Devoulx
explique ce fait curieux de surcroît périodique du mal indien,
par l'arrivée en masse des indigènes venant, de toutes parts,
de localités plus ou moins infectées, pour le marché du dimanche matin, les différences dans cette augmentation passagère de
l'épidémie se mesurant par le degré d'infection des lieux d'où
arrivaient les nomades.

On comprend par ce qui précède, comment le fléau, plusieurs
fois en grande décroissance, et même en pleine disparition, se
réveille, par des coups plus ou moins terribles, pour reprendre
sa marche dévastatrice. Le tableau journalier des décès cholé-
ques à l'hôpital du Dey et du mouvement mensuel des malades
pendant toute la durée de l'épidémie rend compte, du reste, de
ces alternatives si fréquentes, de ses phases de cessation complète, ou de simple suspension du mal, auxquelles, par suite
d'imprudentes admissions de malades, succèdent des reprises
épidémiques plus accusées, plus meurtrières que les précédentes.

TABLEAU journalier des décès cholériques à l'hôpital du Dey en 1850.

DATES	Nombre de décès	OBSERVATIONS particulières	DATES	Nombre de décès	OBSERVATIONS particulières	DATES	Nombre de décès	OBSERVATIONS particulières	DATES	Nombre de décès	OBSERVATIONS particulières	DATES	Nombre de décès	OBSERVATIONS particulières
		SEPTEMBRE.			OCTOBRE.			NOVEMBRE.			DÉCEMBRE.			JANVIER 1851
1	»		1	1		1	4		1	8		1	»	
2	»		2	1		2	11		2	2		2	»	
3	»		3	1		3	8		3	4		3	»	
4	2	Du 1er au 11 inclus, 260 malades sortis par billet sont renvoyés dans leurs casernes.	4	»		4	3		4	1		4	1	
5	»		5	»		5	1		5	1		5	»	
6	2		6	»	Tous les sortants sont rendus à leurs corps respectifs et les entrées ordinaires à l'hôpital reprennent leur cours accoutumé.	6	»		6	2		6	»	
7	2		7	»		7	1	Pendant toute cette période on continue à ne recevoir que les cholériques au Dey.	7	8	L'hôpital demeure toujours affecté aux seuls cholériques.	7	»	
8	3		8	1		8	1		8	2		8	»	
9	8		9	»		9	1		9	1		9	»	
10	5		10	»		10	1		10	5		10	1	M. Pommier, pharmacien aide-major.
11	3		11	»		11	1		11	2		11	»	
12	»		12	»		12	»		12	»		12	»	
13	4		13	»		13	»		13	2		13	»	
14	5		14	»		14	1		14	»		14	»	
15	2		15	»		15	2		15	2		15	»	
16	1		16	»		16	»		16	2		16	»	
17	3	Du 12 au 27 inclus, 202 malades sont évacués sur l'hôpital temporaire de Birkadem.	17	»	Jour de l'ar. des zouaves, venus d'Aumale jours chauds et humides.	17	1		17	»		17	»	
18	2		18	»		18	»		18	»		18	»	
19	1		19	»		19	1		19	1		19	»	
20	2		20	4		20	1		20	2		20	»	
21	»		21	2		21	1		21	2		21	»	
22	1		22	3	A cette date on renvoie les convalescents dans les casernes et l'on reprend l'évacuation sur Birkadem des malades non cholériques.	22	1		22	»		22	»	
23	»		23	7		23	5		23	»		23	»	
24	»		24	5		24	3		24	1		24	»	
25	»		25	2		25	4		25	»		25	»	
26	»		26	3		26	7		26	»		26	»	
27	»		27	»		27	2		27	1		27	»	
28	1	On cesse l'évacuation sur Birkadem	28	2		28	1		28	2		28	»	
29	»		29	6		29	3		29	»		29	»	
30	»		30	5		30	4		30	»		30	»	
			31	2					31	»		31	»	
Tot.	47		Tot.	45		Tot.	64		Tot.	46		Tot.	2	

Mouvement mensuel des malades.

		SEPTEMBRE.	OCTOBRE.	NOVEMBRE.	DÉCEMBRE.	JANVIER 1851.
Restant le 1er du mois		382	132	128	72	41
Entrés	par billet	201 } 273	405 (2) } 446	107 (4) } 117	85 } 94	
	par évacuation...(1)	72	41	10	9	
Sortis	par billet	260 } 462	172 (3) } 393	4 } 101	28 } 74	
	par évac. s. Birkad.	202	221	97	46	
Décès	cholériques	47 } 61	45 } 57	63 } 72	46 } 51	
	autres	13	12	9	5	

(1) 60 zouaves venus d'Aumale. 42 malades venus de Birkadem et de Mustapha.
(2) Malades venus de Birkadem et de Mustapha.
(3) Conval. rend. aux casernes.
(4) Malades venus de Birkadem et de Mustapha.

Interprétation des faits statistiques contenus dans le tableau qui
précède, expliquant les phases et alternatives diverses
du choléra en 1850.

Interrogeons donc les faits statistiques de ce tableau, dont
nous garantissons la parfaite exactitude, et demandons-leur,
dans le but d'une préservation mieux entendue, la part d'en-
seignement expérimental qu'ils peuvent fournir.

Le nombre des malades présents à l'hôpital du Dey s'élevait,
le 1er septembre, au chiffre de 382, chiffre peu élevé pour la saison, mais déjà réduit par suite de nombreuses sorties opérées depuis le 29 août, dès l'apparition du choléra dans les salles.

Ce mouvement de sortie en masse continue dans les premiers jours de septembre. — Du 1er au 11, 260 malades sont
renvoyés dans les casernes.

Les cas intérieurs commençant à se multiplier, on s'em-
presse avec raison de soustraire au foyer épidémique déjà
établi la population souffrante du Dey si exposée à son action. Le souvenir des désastres de l'an dernier fait prendre, en
toute hâte, ces dispositions que l'on fait suivre, à la date du
12, d'une mesure mieux appropriée aux circonstances et qui,
au moins, n'exposera plus la ville à la dissémination cholérique
par les groupes contaminés des sortants de l'hôpital, savoir :
l'évacuation sur Birkadem des convalescents et de tout ce qui
reste des malades ordinaires. Cette disposition fait entrer du 12
au 27 septembre, dans l'hôpital provisoire installé dans cette
localité, 202 malades enlevés à l'atmosphère délétère du Dey, ce
dernier hôpital demeurant, dès lors, uniquement affecté au
service des cholériques.

Quoique nos exigences contagionistes, en fait de préservation,
trouvent encore bien des choses à redire à ces précautions, selon nous trop peu radicalement préventives, nous devons pourtant reconnaître qu'elles eurent un prompt et heureux résultat ;
surtout, quand on vient à le comparer aux effets ordinaires de
l'épidémie, à son débnt, dans l'hôpital du Dey.

Grâce, en effet, à cette diminution rapide du nombre des malades, la mortalité dans cet hôpital réservé cependant à presque tous les cholériques de la garnison ne s'éleva qu'au chiffre de 47 décès, durant tout le mois de septembre ; et encore, dès le 22, la maladie pouvait-elle être déjà considérée comme terminée, puisque, jusqu'à la fin du mois, il n'y eut plus qu'un décès cholérique, à la date du 28.

Or, en 1835, le choléra à l'hôpital du Dey, où l'on ne reçut cependant que quelques malades dans les premiers jours de l'invasion, fit 208 victimes durant le premier mois ; en 1837, la part des premiers quinze jours de l'épidémie fut de 277 décès ; enfin, en 1849, nous pouvons constater que la mortalité des 22 premiers jours du règne cholérique a atteint le chiffre de 268 atteintes mortelles. Nous verrons encore, dans les épidémies qu'il nous reste à passer en revue, que toujours le début de la maladie à l'hôpital sera marqué par un nombre relativement très considérable de victimes ; et l'année, où l'on a recours à une évacuation à peu près complète des malades ordinaires, est la seule qui ait un début si peu chargé !

Quarante-sept décès, en un mois seulement, et l'extinction très avancée de l'épidémie dans toute la garnison et en ville : voilà la conséquence de l'application, une seule fois à moitié faite et en tâtonnant, de la méthode préservative que conseille la doctrine contagioniste !... Que serait-il donc advenu, si l'on eût apporté à l'emploi de ces précautions la rigueur d'exécution qu'elles réclament de toute nécessité ?

Oui, grâce à ces moyens, le danger épidémique était tout-à-fait conjuré dans la population militaire et, en grande partie au moins, dans la population civile, au commencement d'octobre. Aussi le *Moniteur algérien* était-il bien en droit, le 5 octobre, d'annoncer la fin du choléra.

« Nous sommes heureux, disait-il, d'annoncer que le choléra a complètement cessé dans la garnison d'Alger, à l'hôpital du Dey, où il a fait le plus de ravages, il ne reste que quelques malades en pleine convalescence et qui ne présentent plus aucun symptôme de l'épidémie. Tout fait espérer que cette amélioration s'étendra à la population civile d'Alger, et que l'épidémie disparaîtra entièrement de notre ville. »

Par suite de cette situation, les évacuations du Dey sur Birkadem furent arrêtées, dès le 27 septembre, et les choses accoutumées reprirent leurs cours à l'hôpital. C'était trop tôt réintroduire, dans un lieu que le choléra venait à peine de quitter, de nombreux malades si disposés à subir l'influence contagieuse, pour peu qu'elle existât encore. Aussi, le tableau nous indique-t-il 3 décès cholériques du 1er au 3 octobre et 1 le 8.

Cependant, du 8 au 20, l'absence de la mortalité cholérique témoigne assez de la disparition complète du fléau à l'hôpital et, par conséquent, dans toute la garnison. Mais l'arrivée des zouaves venus d'Aumale, à la date du 18, en reproduisant dans Alger les effets épidémiques que l'arrivée du 12e de ligne avait déterminés, l'année précédente, à Milianah et à Orléansville, mit fin à cet heureux état de choses.

Dès le lendemain, dans la nuit, avait lieu la terrible explosion cholérique du 20 octobre, qui n'est cependant représentée au tableau nécrologique de l'hôpital du Dey que par 4 décès parmi lesquels figurent ceux de 2 zouaves apportés le 19, dont un en état d'ivresse.

La complication alcoolique de la maladie d'un de ces militaires nous met sur la voie de ce qui a dû se passer en ville, le jour et le lendemain de l'arrivée du bataillon venu d'Aumale, et nous montre comment le germe cholérique a pu être si rapidement disséminé dans toute l'étendue d'Alger. Nul doute que la flânerie fantaisiste à laquelle les zouaves ne manquent guère de se livrer, quand, après un voyage ou une expédition, ils pénètrent dans l'enceinte d'une ville, n'ait contribué, avec l'aide des circonstances atmosphériques, à répandre de toutes parts les ferments de la nouvelle épidémie.

Toujours est-il que celle-ci prit, à partir de cette époque, à l'hôpital du Dey, des proportions qu'elle n'avait pas eues le mois précédent. En effet, dans l'espace de 10 jours, il y mourut 41 cholériques, 63 le mois suivant et 48 en décembre.

Les malades ordinaires, reçus en grand nombre pendant l'interrègne épidémique, avaient de nouveau été évacués à Birkadem et les moins souffrants rendus aux infirmeries régimentaires, dans les différents quartiers de la ville. C'était renouveler la faute du début de l'épidémie, et introduire dans les casernes des éléments contagieux nouveaux ou en surcroît, dans un moment ou l'expansion cholérique était dans toute sa force.

D'autre part, l'hôpital temporaire de Birkadem dut faire, à plusieurs reprises, refluer sur l'hôpital militaire d'Alger quelques-uns des malades récemment évacués de cet hôpital. Pareille disposition ayant été prise pour les salles militaires de Mustapha, 41 malades, dont plusieurs cholériques, vinrent de ces deux points au Dey, presque tous vers la fin du mois d'octobre. Il n'y eut que 10 évacués de ce genre en novembre, et 9 en décembre ; mais cette translation de malades et cet échange de relations entre hôpitaux n'étaient pas sans danger et ne durent pas être tout-à-fait sans effet sur la marche et la durée du choléra d'Alger qui était, d'un autre côté, régulièrement alimenté par l'arrivée des Arabes tous les samedis.

On comprend, par l'exposé des faits qui précèdent et qui sont représentés numériquement dans notre tableau du mouvement hospitalier, comment l'épidémie cholérique de 1850 s'est maintenue si longtemps, entretenue activement par toutes les causes que nous venons d'énumérer.

Mortalité cholérique à l'hôpital civil.

De même que l'année précédente, l'invasion épidémique à l'hôpital civil eut lieu postérieurement à celle de l'hôpital du Dey.

Nous regrettons que l'absence de documents ne nous permette point d'en indiquer les phases diverses, ainsi que nous l'avons fait pour l'hôpital militaire. Tout ce que nous savons, c'est que la mortalité s'y est élevée à 241 décès cholériques, se divisant de la manière suivante, au point de vue de la nationalité :

Français..............	137	
Étrangers.............	84	Total : 241
Indigènes.............	20	

Mais, pour ne rien laisser ignorer des faits que nous révèlent les notes recueillies jour par jour par M. Devoulx, avec l'infatigable persévérance que la recherche du vrai et de l'utile peut seule inspirer aux hommes de bien, disons que depuis la reprise du 20 octobre, l'épidémie, sans cesser un seul jour jusqu'à la fin de décembre, se maintint dans une proportion moyenne de 8 à 10 décès, sauf les jours de la recrudescence périodique déjà indiquée.

Nouvelle preuve du danger des mouvements de troupes pendant
le règne du choléra.

Cependant, parmi les causes signalées par M. Devoulx, comme ayant déterminé un accroissement et un prolongement de l'épidémie, il en est une que nous rappellerons en qualité de nouvelle preuve du danger des mouvements de troupes pendant le règne du choléra ; c'est l'arrivée, à la date du 24 novembre, du 8ᵉ léger venant de Médéah. Ce régiment, jusque là épargné dans la ville qu'il venait de quitter, vint réveiller et alimenter le foyer épidémique d'Alger alors en voie d'extinction. L'augmentation du nombre des décès qu'on peut remarquer au tableau de l'hôpital du Dey, à la fin de novembre, est la consé · quence de ce fait, le 8ᵉ léger ayant tout à la fois participé et concouru à ce surcroît de mortalité.

Exemple de l'action rapidement contaminante des foyers cholériques, même en voie d'extinction, sur les nouveaux venus.

L'action rapidement contaminante des foyers cholériques, même en voie d'extinction, sur les personnes nouvellement venues, et la reprise épidémique qui en peut résulter, sont parfaitement indiquées par deux faits individuels successifs qui terminent, au mois de janvier 1851, le choléra d'Alger de 1850.

Depuis une dizaine de jours, aucun cas de choléra n'avait été signalé en ville et un seul décès avait eu lieu, à la date du 4, chez un des 41 cholériques en voie de convalescence qui restaient à l'hôpital du Dey, quand un aide-major pharmacien, M. Pommier, venu de Médéah le 9 janvier, pour se rendre en France, fut pris, le lendemain, d'accidents cholériques graves qui le firent transporter à l'hôpital où il mourut en quelques heures. Le 13, la domestique de l'hôtel du gouvernement, qui lui avait donné les premiers soins, fut attaquée du même mal et succomba aussi très-rapidement.

SUITE DE L'ÉPIDÉMIE PRÉCÉDENTE DANS LA PROVINCE D'ORAN PENDANT L'ÉTÉ DE 1851.

Le choléra de l'Algérie de 1850, bien terminé à Alger dès les premiers jours de l'année 1851, ne disparut point tout-à-fait de nos possessions du Nord de l'Afrique. La suite non interrompue de la contagion cholérique que nous avons vue s'étendre tardivement à la province d'Oran, se retrouve à Tlemcen du 12 au 19 mai, et y reparait plus vivement encore, du 7 juillet au 15 août, faisant de nombreuses victimes surtout parmi les indigènes.

En même temps, l'épidémie exerce ses ravages à Ouchda et éclate à Oran, le 18 juillet, le lendemain de l'arrivée d'un escadron de Chasseurs venus de Tlemcen.

« Ses premiers coups ont été terribles à Oran, dit M. E. Bertherand, qui relate brièvement tous ces faits dans sa brochure :
69 décès du 18 au 23 juillet. —Vers la fin du mois, marche stationnaire ; 12 personnes en moyenne succombant par jour ; un
siroco ajoutait sa pernicieuse influence. Le mois d'août est signalé par une diminution dans les atteintes cholériques ; puis,
une recrudescence se manifeste au commencement de septembre;
enfin, vers le 10, le fléau disparaît. (Au total, 980 cholériques, 678 décès.) »

« Vers la fin de juillet, on observe quelques cholériques à Ar-
zew, et l'épidémie y a fait place, dès les premiers jours d'août, à
de nombreuses fièvres typhoïdes. »

Sidi-bel-Abbès, Aïn-Temouchen, Mascara, Mostaganem,
les tribus environnantes et les villages agricoles européens es-
suyèrent aussi successivement ce retour épidémique de 1851 et
le fléau ne cessa qu'avec les fortes pluies de novembre.

CINQUIÈME INVASION CHOLÉRIQUE D'ALGER
ANNÉE 1854.

Pressentiment général d'une nouvelle invasion cholérique à Alger ;
impossibilité de s'y soustraire avec la loi sanitaire en vigueur.

Le choléra ayant encore envahi Marseille et Toulon en 1854,
un observateur éclairé par la seule expérience du passé aurait
pu, à coup sûr, sous l'empire de la législation sanitaire en vigueur, prédire une prochaine invasion de la maladie à Alger.
Tel fut, du reste, le pressentiment général à la nouvelle des
premiers coups du fléau sur les populations déjà tant de fois
éprouvées du littoral méditerranéen de la France.

L'instinct populaire, sans autre idée préconçue que celle
qui lui venait de ses souvenirs, et dégagé d'ailleurs de tout lien
scientifique ou administratif, voyait juste assurément et récla-
mait avec raison les seules mesures de préservation praticables
dans les ports de mer menacés, savoir : *l'éloignement*, ou au
moins, *l'isolement suffisamment prolongé* des provenances suspectes.

Mais l'arrêté présidentiel du 25 octobre 1848, ordonnant
l'entrée en libre pratique des provenances de pays contaminés
et la mise en quarantaine de 5 jours, au plus, des navires envahis par le choléra, devait être malheureusement, plus d'une
fois encore, appliqué au port d'Alger. La tentative de résistance faite par le port de Philippeville, dans l'avant-dernière
épidémie, lors de l'arrivée du navire *le Phénicien*, avait échoué
avec trop d'éclat, pour qu'on fût tenté de se faire rappeler à
l'exécution des instructions spéciales adressées, à cet occasion, au Gouverneur Général par le Ministre de la guerre, le
12 octobre 1849.

Arrivages suspects; — cas de choléra au Lazaret et à l'hôpital civil qui deviennent les deux foyers primitifs.

Lors donc que la contagion cholérique se propageait du camp de Boulogne à l'armée et à la flotte de la Baltique, et que, d'autre part, importée de Marseille à Gallipoli par le navire *l'Alexandre*, elle envahissait les grandes armées alors en présence en Orient, la population civile et militaire d'Alger recevait le fléau de la même source (1).

En effet, dès les premiers jours de juillet, quelques arrivages suspects eurent lieu dans le port, témoin celui d'un détachement de 420 hommes du 60ᵉ de ligne, qui avait eu un cas de choléra pendant la traversée de Marseille à Alger, et qui fut, pour cela, d'abord interné au Lazaret, puis, bientôt après, campé en dehors de la ville.

Le 15 juillet, le vapeur *l'Atlas*, mis en quarantaine avec deux navires marchands venant comme lui de Marseille, débarquait un matelot atteint de choléra, le sieur Nosciera Natale, qui alla mourir à l'hôpital civil, important avec lui le germe épidémique qu'on vit bientôt éclore dans les salles par quelques cas isolés.

D'un autre côté, le 22, avait lieu un décès cholérique au *Lazaret*, parmi les passagers du courrier du 17, le *Languedoc*, ce qui n'empêcha pas de rendre à la liberté toutes les personnes transportées par ce bateau à vapeur et qui venaient de terminer leur quarantaine de 5 jours.

Le Lazaret et l'hôpital civil pouvaient donc déjà, à cette époque, être réputés comme deux foyers constitués de contagion cholérique et, dès lors, le quartier de l'Agha placé entre eux, dans leur voisinage immédiat, devait se croire sérieusement menacé.

---

(1) Voir, comme preuve de cette propagation cholérique aux armées de la Baltique et de la Mer Noire, *l'histoire médicale des camps de Boulogne,* par M. Jules Périer (année 1856, des mémoires de médecine militaire) et le grand ouvrage statistique de M. le docteur Chenn sur l'armée d'Orient.

Aussi, du 25 au 29 juillet, vit-on éclater dans ce quartier quatre cas bien marqués de choléra, savoir : le 25, chez M^{mo} Lemud, femme du commissaire de police, qui mourut en quelques heures ; — le 26, chez l'enfant Mougenot transporté à l'hôpital civil ; — le 28, chez une maltaise guérie par le remède Duhamel ;— le 29 enfin , chez le sieur Deschamps, qui fut porté à l'hôpital.

Hésitation ordinaire des médecins à reconnaître le début de l'épidémie.

Le journal tenu par M. Devoulx, auquel nous empruntons ces précieux détails, nous apprend qu'à la suite de ces accidents, l'autorité nomma, pour constater la nature de tous ces cas morbides attribués au choléra, une commission composée de MM. les docteurs Léonard et Bertherand, médecins principaux de l'hôpital militaire, et Négrin, chirurgien en chef de l'hôpital civil, qui constatèrent la réalité des faits consignés ci-dessus. A ce propos, notre fidèle annaliste ne peut se défendre d'un trait malicieux à l'égard de la médecine, trait que nous ne craignons point de reproduire, parce qu'il est l'indice des hésitations ordinaires de la science à se prononcer, au début des invasions cholériques, et la marque du danger qui pourrait exister, en pareil cas, à ne pas prendre à temps les mesures préservatives dont nous espérons démontrer la nécessité.

« Pendant la conférence de la commission sanitaire, dit M. Devoulx, alors que M. Négrin hésitait à reconnaitre dans les accidents soumis à son examen la nature exacte d'un mal qu'il avait maintes fois observé dans les Indes, un blessé de son service d'hôpital était pris d'une attaque de choléra réalisant complètement la description qu'il venait d'en faire, ce qui força bien ce médecin de se rendre à l'évidence. »

Mais, au moment où ces événements se passaient au côté sud d'Alger, le côté nord, c'est-à-dire l'hôpital du Dey et le faubourg Bab-el-Oued, toujours frappés les premiers, dans les précédentes épidémies, ne pouvaient point tarder d'être visités par la maladie.

Envahissement cholérique de l'hôpital du Dey.

—Le 27 juillet, un militaire apporté du camp de Mustapha qui touche l'hôpital civil, mourait au Dey, deux heures après son entrée, par suite d'une maladie inscrite par M. le docteur Goze, au registre des décès, sous le nom de *gastrite aigue*.

—Le 29, un décès dont la cause désignée par le même médecin. sous l'expression de *fièvre algide*, avait lieu au dit hôpital chez un militaire de même provenance que le précédent entré seulement depuis 2 jours.

—Enfin le 31, le mot *choléra* paraissant au nécrologe officiel avec la signature du médecin en chef, M. Léonard, affirme la présence du germe. épidémique à l'hôpital militaire, où le fléau ne tarde pas, comme d'habitude, à se développer.

La ville, dès-lors, placée entre les deux grands foyers constitués à ses deux éxtrémités, n'a plus qu'à se résigner au sort qu'elle attend.

— Le 5 août, un cas est signalé chez une femme de la rue Bab-Azoun.

— Le 7, deux décès ont lieu en deux points différents d'Alger.

— Du 10 au 15, la mortalité augmente, mais faiblement; elle n'a pas encore atteint les proportions qu'elle avait, après 15 à 20 jours d'existence, dans les précédentes invasions.

C'est qu'aussi un puissant foyer de contagion a été supprimé.

L'hôpital civil, dont la population ordinaire commençait à être rudement frappée, a, en effet, dès le 10 août, évacué ses cholériques sur l'ambulance ouverte, à cet effet, dans l'établissement isolé des bains de mer de Mustapha, connu sous le nom de Tivoli, seul asile offert dès-lors aux civils atteints.

Heureux effets de la translation des malades cholériques de l'hôpital civil à l'ambulance des bains de mer.

Disons tout de suite que cette excellente mesure fut suivie rapidement de la diminution et même de l'extinction de l'épidémie en ville et à l'hôpital, dont la mortalité cholérique, en y comprenant celle du service spécial de l'ambulance habilement dirigé par M. le docteur Dru, ne s'éleva, cette année là, qu'au chiffre de 136 décès. L'extinction épidémique dans l'élément civil de la population fut même tellement prononcée, que du 5 au 15 septembre, il n'y eut en ville, ni à l'ambulance, aucun nouveau cas cholérique.

C'était, sans qu'on le cherchât, renouveler, à peu près, l'heureuse expérience faite en 1850 à l'hôpital du Dey, avec la seule différence que l'isolement épidémique se faisait, cette fois, au dehors par l'évacuation des cholériques.

Il ne manquait donc à cette disposition, pour être parfaite, que d'avoir être prise plus vite, c'est-à-dire, tout de suite après l'admission des premiers cas déclarés de choléra, et, par conséquent, avant la formation d'un foyer d'hôpital révélé par l'apparition d'accidents cholériques chez les malades en traitement.

Quoi qu'il en soit, cette contre-épreuve involontaire n'en est pas moins un fait très important d'expérimentation que nous invoquons à l'appui de notre doctrine, et que nous proposons comme moyen de préservation.

L'hôpital du Dey, revenu à ses premiers errements, entretient l'épidémie dans la garnison, et, par celle-ci, dans la ville même.

Mais, à l'encontre des sages dispositions en vertu desquelles les malades de l'hôpital du Dey ont été soustraits au foyer cholérique, durant la dernière épidémie, cet hôpital continue, comme en temps ordinaire, à recevoir les nombreux malades que lui adressent tous les corps de troupes de la garnison.

Ce vaste centre épidémique recevant et rendant sans cesse le ferment morbifique semble, en quelque sorte, avoir pour mission d'entretenir le choléra dans la garnison, tandis que, grâce à la prompte évacuation de ses cholériques sur l'ambulance des bains de mer l'hôpital civil, débarrassé très vite de l'agent contagieux, cesse de renvoyer dans la population civile, par ses sortants de tous les jours, les éléments les plus actifs de l'épidémie. Contraste frappant, au point de vue des indications préservatives, et leçon expérimentale de premier ordre, qui vent encore être sans profit, tant l'idée contagioniste, admise par le simple public, a de la peine à s'accréditer dans les régions officielles de la science et de l'administration !

Pendant que l'épidémie allait donc s'éteignant en ville, dans la seconde quinzaine du mois d'août, et disparaissait même complètement du 5 au 20 septembre, elle frappait l'hôpital militaire et la garnison avec une très grande violence, surtout à partir du 8 août, jour où l'hôpital recevait sur 86 entrants un grand nombre de cholériques fournis presque exclusivement par des détachements des 11ᵉ léger, 45ᵉ et 65ᵉ de ligne. C'est que, la veille, ces détachements venant de Marseille et ayant le choléra, avaient été débarqués et campés à Birkadem. Au lieu de faire établir dans le voisinage du camp et en deux points opposés, deux ambulances, l'une isolée, située aussi loin que possible et exclusivement affectée aux cholériques, l'autre, plus ou moins rapprochée, destinée au traitement des maladies ordinaires, mesure qu'une bonne entente de la situation durait dû conseiller, on ne craignit point de faire transporter à l'hôpital du Dey tous les malades quels qu'ils fussent : C'était à coup sûr, rallumer dans cet hôpital le foyer cholérique en voie d'extinction, rejeter de là dans la garnison de nouveaux ferments de contagion, et disséminer ensuite dans toute la ville le germe d'une reprise épidémique.

En effet, cette succession forcée de phénomènes ne manqua point de se réaliser, et de confirmer encore *la loi du développement cholérique*, dans la ville d'Alger.

Nouveaux exemples du danger des mouvements de troupes.

Dans la première période de l'épidémie, celle-ci, localisée d'abord dans le quartier du Lazaret et de l'hôpital civil, n'avait eu qu'un faible contre-coup en ville et dans la garnison. Du 27 juillet au 7 août, c'est-à-dire, dans l'espace de 12 jours, l'hôpital militaire, secondairement envahi, n'avait perdu que 11 malades atteints de choléra, tandis que dans les quinze jours qui suivirent l'admission des malades venus de Birkadem, c'est-à-dire du 8 au 22 août inclus, la mortalité cholérique s'éleva au chiffre de 137. Cependant, par suite du soin que M. le Dr Léonard mit à éloigner et à isoler le service des cholériques, le nombre des cas intérieurs fut, cette fois, relativement faible, sauf vers la fin du mois d'août et dans le courant de septembre, période pendant laquelle le nombre des cas extérieurs fut un peu dépassé par celui des atteintes intérieures.

La forte reprise épidémique survenue le 8 août à l'hôpital militaire et dans la garnison, ainsi que les recrudescences qui eurent lieu en outre dans la seconde quinzaine des mois de septembre et de novembre, à la suite de la rentrée en ville de quelques escadrons du 7° hussards, eurent, comme d'ordinaire, leur contre-coup en ville et à l'hôpital civil où le choléra fit chaque fois sa réapparition, alors qu'on se croyait débarrassé de sa présence. Ces alternatives survenues presque toujours à la suite de mouvements de troupes, se répétèrent à l'hôpital du Dey jusque dans le courant du mois d'avril 1855.

L'ambulance des bains de mer, déversoir de l'hôpital civil, fut aussi, pour sa part, plusieurs fois ouverte et fermée ; mais l'épidémie avait réellement cessé dans la population civile, vers la fin de janvier 1855. C'est dans la garnison seulement qu'elle se maintint jusqu'au mois d'avril.

Influence désastreuse du choléra sur les autres maladies en traitement à l'hôpital ; elle triple la mortalité ordinaire.

L'admission des cholériques à l'hôpital du Dey produisit encore, cette année là, sur les maladies ordinaires, l'influence désastreuse que nous avons eu déjà plusieurs fois l'occasion de signaler.

Il est facile de s'en convaincre, en comparant la mortalité *non cholérique* des cinq derniers mois de l'année 1854 avec celle des sept premiers mois de la même année. Nous appelons donc l'attention sur cette statistique comparée des décès avant et pendant la période épidémique.

Du 1er janvier au 1er août 1854, pendant une période de sept mois.et avec un mouvement de 2,801 malades, il y avait eu 62 décès, c'est-à-dire, 1 décès sur un peu plus de 45 malades.

Du 1er août au 31 décembre, pendant les cinq mois du règne épidémique de l'année, nous trouvons un mouvement hospitalier de 3,492 malades, et le nécrologe officiel accuse, dans le même espace de temps, 454 décès, ce qui donne un décès sur 7 malades et 6 dixièmes. Mais c'est la part tout entière du choléra et des autres maladies. Or, la seule mortalité cholérique ayant atteint, pendant ces cinq mois, le chiffre 284, en le défalquant du nombre total des décès, on obtient le chiffre 170, comme expression de la mortalité ordinaire. Pour avoir donc le rapport exact de cette mortalité avec le mouvement des malades, il faut évidemment retrancher du mouvement hospitalier des 5 derniers mois le chiffre des malades cholériques, qu'on peut estimer approximativement au double du chiffre des décès.

Ces opérations faites, on voit que, pendant les cinq derniers mois de l'année, c'est-à-dire, pendant le règne du choléra, le mouvement hospitalier de l'hôpital du Dey a été de 2,924 malades non cholériques, ayant produit 170 décès, soit un mort sur 17 malades.

La mortalité, dégagée de l'élément épidémique, est donc, dans cette période de 5 mois, environ trois fois plus considérable qu'elle ne l'avait été dans les sept premiers mois de l'année pour un nombre à peu près égal de malades. Ce sont les flux intestinaux et les fièvres typhoïdes qui ont fait particulièrement les frais de cet accroissement nécrologique, les fièvres typhoïdes toutes seules figurant sous le chiffre·énorme de 110 décès.

Preuves de la non existence d'une constitution médicale exclusivement cholérique.

Ces détails statistiques, trop importants pour être négligés, prouvent surtout deux choses : c'est que, d'abord, le nombre des maladies ordinaires ne décroit pas pendant le règne du choléra, ce qui contredit formellement l'existence d'une constitution épidémique absorbant à son profit toutes les influences nosogéniques ; et enfin, c'est que la seule présence du choléra dans un hôpital aggrave les maladies ordinaires au point d'en tripler la mortalité.

Mais s'il fallait une nouvelle preuve à la démonstration de la première de ces vérités, nous la trouverions encore cette année-là dans l'existence d'une grande épidémie de rougeole qui frappa mortellement un grand nombre d'enfants et quelques adultes pendant le règne du choléra.

Le défaut de documents ne nous permet pas de suivre en 1854 la propagation du fléau en dehors d'Alger. Tout ce que nous savons, c'est qu'il envahit la province de Constantine postérieurement à son invasion dans la capitale de l'Algérie.

Note sur des faits probants de contagion ; efficacité de l'isolement des malades et du changement de lieu des hommes valides contaminés.

Un de nos collègues de l'hôpital du Dey, M. le Dr Lavigne, qui résidait alors près de Sétif, nous a remis une note fort intéressante sur des faits de contagion observés par lui, pendant cette épidémie cholérique de la province de Constantine. Ils nous paraissent trop utiles à notre cause pour les passer sous silence.

En 1854, dit M. le Dr Lavigne, pendant que le choléra sévissait avec force à Sétif, je me trouvais détaché au Bou-Thaleb, avec deux compagnies d'infanterie du 16e léger, des hommes de l'artillerie et quelques bûcherons civils, en tout environ 500 hommes. En vue de préserver notre camp des atteintes du fléau, j'avais prié le capitaine commandant de demander que l'on ne fit que de très rares mutations parmi nous, au moins pendant quelques temps. Les hommes du train qui nous apportaient des vivres, tous les cinq jours, ne communiquaient que le moins possible avec le camp. Cela était d'autant plus facile, qu'ils ne pouvaient, avec leur voitures, arriver qu'au pied de la première montagne, c'est-à-dire, à environ deux kilomètres de distance. »

« Nous nous considérions déjà comme préservés, lorsque le 8 du mois de septembre, vers les 5 heures et demie du soir, on vint m'annoncer qu'un caporal qui rejoignait sa compagnie, venait d'arriver de Sétif, par les prolonges, et que cet homme déjà indisposé au départ, était actuellement fort malade. »

« Je ne pus douter, devant la description des accidents faite par le brigadier du train, que ce fût là un cas de choléra. Malgré les craintes que je ne pouvais m'empêcher d'avoir sur l'introduction de ce malade parmi nous, je dus le revoir et le soigner.

« Cependant, par précaution, je fis immédiatement dresser sur la lisière du camp une tente d'ambulance. Deux hommes de bonne volonté s'offrirent pour m'aider auprès du malade qui présentait, en effet, tous les traits du choléra le mieux accusé. »

« Le traitement commença immédiatement avec le peu de remèdes que je possédais. On roula le cholérique dans des couvertures de laine, après l'avoir préalablement déshabillé complètement et frictionné avec de l'eau-de-vie camphrée et de fortes brosses. Je fis administrer environ un litre de vin chaud donné par tasses, de quart d'heure en quart d'heure. Peu à peu la chaleur revint, et, dès le lendemain, avait lieu dans l'état du malade une amélioration très sensible, qui, malgré quelques complications, se continua assez vite jusqu'à complète guérison. »

« Mais, dès son arrivée, notre camp fut brusquement envahi par le choléra. Dans la nuit même, un des infirmiers de garde fut atteint de la maladie ; un deuxième fut pris le troisième jour, et enfin, un jeune soldat du 16° fut frappé le 4° jour. Ces trois malades succombèrent en quelques heures. Sur mon avis, le capitaine commandant fit interrompre toutes relations entre notre camp et une compagnie de carabiniers qui se trouvait à une lieue de nous.

En même temps, et dès le cinquième jour, quelques nouveaux cas ayant eu lieu, je proposai de nous camper sur un monticule qui séparait deux vallées et qu'un fort courant d'air balayait sans cesse. Cette proposition acceptée et exécutée sur le champ, nous rendit, je crois, un grand service, car nous n'eûmes plus aucune atteinte de la maladie régnante. Disons cependant, qu'avant d'aller nous établir sur le nouvel emplacement, les gourbis avaient été brûlés, les tentes lavées dans un ruisseau et tous les effets mis à l'air.

Deux cholériques, qui étaient encore en traitement, furent laissés sous la tente dans l'ancien camp, au-delà de la vallée, et confiés aux soins d'un homme intelligent et dévoué. Seul, j'y descendais trois à quatre fois par jour.

Cependant, non loin de la tente des cholériques, habitait un garde-forestier, avec quelques zéphirs et une femme. Vingt-quatre heures après notre départ, et malgré qu'il ne restât plus dans la tente qu'un cholérique déjà en pleine convalescence, cette femme fut atteinte du choléra dont elle se rétablit au bout de quelques jours.

— La compagnie de carabiniers qui resta isolée, n'eut aucun cas de la maladie.

Au milieu de tous ces faits qui nous prouvent que le choléra est contagieux, que son germe se transporte et marque son arrivée dans une localité, d'une manière bien précise, se trouvent toujours quelques cas d'immunité qui semblent destinés à jeter le trouble dans l'esprit.

C'est ainsi qu'au milieu des faits que je viens d'exposer, nous tronvons le suivant : le mari de la femme cholérique, n'ayant qu'un lit, y coucha avec sa femme dès le second jour de l'invasion de la maladie, sans en éprouver le moindre mal. »

TABLEAU journalier des décès cholériques à l'hôpital du Dey.

ANNÉE 1854.												ANNÉE 1855.							
Juillet.		Août.		Septemb.		Octobre.		Novemb.		Décemb.		Janvier.		Février.		Mars.		Avril.	
Dates.	Décès.	Dates.	Décès.	Dates.	Décès.	Dates.	Décès.	Dates.	Décès.	Dates.	Décès.	Dates.	Décès.	Dates.	Décès.	Dates.	Décès.	Dates.	Décès.
1	»	1	»	1	1	1	1	1	1	1	1	1	1	1	»	1	»	1	»
2	»	2	»	2	»	2	»	2	1	2	«	2	»	2	»	2	»	2	»
3	»	3	1	3	2	3	1	3	1	3	1	3	1	3	»	3	»	3	»
4	»	4	3	4	»	4	»	4	»	4	»	4	1	4	1	4	»	4	»
5	»	5	1	5	2	5	»	5	2	5	1	5	»	5	»	5	»	5	»
6	»	6	1	6	»	6	1	6	»	6	»	6	»	6	»	6	»	6	»
7	»	7	2	7	»	7	»	7	»	7	»	7	1	7	»	7	»	7	»
8	»	8	12	8	2	8	»	8	1	8	»	8	1	8	»	8	»	8	»
9	»	9	24	9	1	9	»	9	»	9	»	9	»	9	»	9	»	9	»
10	»	10	7	10	»	10	»	10	1	10	»	10	»	10	»	10	»	10	1
11	»	11	8	11	»	11	»	11	1	11	»	11	»	11	1	11	»	11	1
12	»	12	13	12	»	12	»	12	2	12	»	12	2	12	»	12	»	12	»
13	»	13	9	13	»	13	»	13	1	13	»	13	»	13	»	13	»	13	»
14	»	14	4	14	1	14	»	14	1	14	«	14	1	14	»	14	»	14	»
15	»	15	8	15	12	15	»	15	»	15	»	15	2	15	»	15	»	15	»
16	»	16	3	16	10	16	»	16	»	16	»	16	»	16	»	16	»	16	»
17	»	17	10	17	5	17	»	17	3	17	»	17	»	17	»	17	»	17	1
18	»	18	7	18	4	18	»	18	2	18	1	18	»	18	»	18	2	18	»
19	»	19	7	19	3	19	»	19	2	19	»	19	»	19	1	19	3	19	»
20	»	20	7	20	2	20	»	20	1	20	»	20	»	20	»	20	1	20	»
21	»	21	8	21	5	21	1	21	1	21	1	21	»	21	»	21	»	21	»
22	»	22	10	22	1	22	»	22	3	22	»	22	»	22	»	22	1	22	»
23	»	23	2	23	3	23	2	23	5	23	»	23	»	23	»	23	1	23	»
24	»	24	5	24	1	24	»	24	1	24	1	24	»	24	1	24	4	24	»
25	»	25	2	25	3	25	»	25	»	25	»	25	»	25	»	25	1	25	»
26	»	26	»	26	2	26	1	26	»	26	»	26	1	26	»	26	«	26	»
27	1	27	6	27	1	27	3	27	1	27	2	27	»	27	»	27	»	27	»
28	»	28	2	28	»	28	»	28	1	28	»	28	1	28	»	28	1	28	»
29	1	29	2	29	1	29	»	29	»	29	»	29	»	29	»	29	»	29	»
30	»	30	2	30	2	30	»	30	2	30	»	30	»			30	»	30	»
31	1	31	1			31	1			31	»	31	»			31	»	31	»
Tot.	3	Tot.	167	Tot.	64	Tot.	11	Tot.	34	Tot.	8	Tot.	12	Tot.	4	Tot.	14	Tot.	3

Total général: 320

MOUVEMENT MENSUEL DES MALADES PENDANT LES 9 MOIS D'ÉPIDÉMIE

		août.	septemb.	octobre.	novembre	décembre	janvier.	février.	mars.	avril.
Restant le 1er du mois.		578	529	458	376	437	326	287	266	327
Entrés	Par billet.....	859	606	524	577	383	337	275	391	255
	Par évacuat..	»	1	3	61	»	»	»	»	»
Sortis	Par billet.....	719	588	553	497	454	329	290	310	321
	Par évacuat..	1	»	»	»	»	»	»	»	»
Décédés	Cholériques..	167	64	11	34	8	12	4	14	3
	Non cholérig.	31	36	35	48	32	27	12	21	21

SIXIÈME INVASION CHOLÉRIQUE D'ALGER

ANNÉE 1855.

Nouvelles appréhensions du public d'Alger.
La faible législation sanitaire n'est pas même appliquée.

La population était à peine remise des terreurs que lui avait causées la dernière épidémie plus prolongée que les précédentes, quoique moins meurtrière, quand elle fut assaillie par de nouvelles appréhensions. Dès le mois de juillet, le choléra avait reparu à Marseille et dans bien des points de l'Europe. On savait qu'il régnait en Espagne et en Portugal, en Sardaigne, à Venise, à Rome, et dans les armées belligérantes de Crimée. Il y avait donc tout lieu de redouter une nouvelle invasion et de se prémunir contre elle ; mais par un entraînement fatal, la loi insuffisante des cinq jours de quarantaine ne fut même que très tardivement appliquée.

Quoique le choléra fût à Marseille, les bateaux de la correspondance continuaient d'arriver à Alger avec patente nette. Aussi, le 25 septembre, on apportait à l'hôpital civil, une femme du faubourg Bab-el-Oued, débarquée le 17, par le courrier, parti le 15 de Marseille, la femme Pinon, épouse César, atteinte d'un choléra non douteux, que l'interne de garde, M. Blondel, fit placer dans la salle Ste-Félicité, au milieu des autres malades. Malgré la précaution que prit très-vite M. le docteur Dru, de faire isoler la malade dans un cabinet, un cas de choléra éclatait, dès le lendemain, dans la salle où la femme César n'avait fait, en quelque sorte, que passer, et quatre cas de même nature se déclaraient dans une salle voisine, la salle St-Augustin.

C'en est donc fait, le choléra importé par la femme César a
envahi l'hôpital civil où il va se développer, puisque l'on ne
songe pas à lui opposer la mesure *d'isolement extra-muros*
pratiquée l'année précédente avec tant de succès.

Au lieu d'évacuer bien vite les cholériques de l'hôpital dans
un établissement isolé, et d'ouvrir, par exemple, à cet effet,
l'ambulance des bains de mer qui a été si utile l'an dernier, on
transporte à la salle St-Jean, située dans l'enceinte de l'hôpital,
tous les cholériques des autres salles.

— « Le 27, dit M. Devoulx dans son journal, 5 hommes de
la salle St-Augustin et une femme de la salle Ste-Félicité, ont
été pris et évacués sur la salle St-Jean. »

28 septembre. — « Hier encore, une jeune fille de la salle
Ste-Félicité et une femme de Ste-Anne, (femmes en couches),
ont été évacuées sur la salle des cholériques. »

29 septembre. — « Une jeune fille de la salle St-Côme et un
jeune garçon ont été transportés à la salle des cholériques. —
Trois femmes, deux hommes et un garçon, y sont morts. »

50 septembre. — « Deux nouveaux cas à l'hôpital civil, un
homme de la salle St-Augustin et une femme de la salle Ste-
Félicité. »

Ainsi, depuis le 25, jour de l'admission du premier cholérique, jusqu'au 50 septembre, 15 cas de choléra ont éclaté dans
les salles de l'hôpital. Le foyer primitif de l'épidémie qui s'annonce est maintenant tout formé et nous n'avons plus qu'à en
suivre le rayonnement.

Dès le 28, le camp baraqué des Chasseurs d'Afrique qui
touche à l'hôpital civil est envahi. — Un cavalier de ce régiment
va, ce jour-là, mourir du choléra à l'hôpital du Dey ; il y est
bientôt suivi par plusieurs autres. Du 28 septembre aux premiers

jours d'octobre, la mortalité cholérique de cet hôpital porte, en effet, presque exclusivement sur le 1er Chasseurs d'Afrique.

En même temps, le quartier de l'Agha, contigu à l'hôpital civil, est attaqué. Le 1er octobre, une jeune fille demeurant dans ce quartier est apportée à l'hôpital : c'est le premier cas *extérieur* après celui de la femme César qui a importé le germe cholérique.

Admission des courriers de France en libre pratique; cas isolés
d'importation ; pélerins de la Mecque venus par le *Louqsor*.

Pendant ce temps, les courriers arrivant de Marseille sont toujours reçus en libre pratique et fournissent en ville quelques cas de choléra sans effet de voisinage bien marqué, et, par conséquent, sans résultat épidémique, témoin celui d'un marchand de cuirs du faubourg Bab-Azoun, arrivé par le courrier du 27 septembre et mort le lendemain. A cet ordre de faits, bons à signaler, se rapporte aussi le décès d'un enfant, le sieur Philippe Alexandre, mort le 3 octobre à l'hôpital civil où il a été transporté la veille, après son débarquement du paquebot *Le Languedoc* venant de Marseille.

Ce défaut de précautions à l'égard des arrivages suspects ira même jusqu'à recevoir, le 23 novembre, un chargement de 306 pélerins de la Mecque, venus par le bateau à vapeur le *Louqsor* et ayant eu à bord plusieurs cas de choléra. Le journal l'*Akhbar* à qui nous empruntons ce fait, nous apprend que ces indigènes apportaient avec eux une grande quantité de tapis au milieu desquels se trouvaient cachés plus de 200 fusils et 150 pistolets.

Double rayonnement cholérique facile à suivre, ayant pour centres
épidémiques l'hôpital civil et l'hôpital militaire.

D'autre part, les sortants de l'hôpital civil et ceux de l'hôpital militaire, menacent encore plus directement l'intérieur de la ville et la banlieue ; toutes les personnes qui ont des rapports fréquents avec ces établissements, sont elles-mêmes des agents de contamination.

C'est de la sorte, que le 2 octobre a lieu, rue du Caftan, un cas de choléra chez une femme sortie la veille de l'hôpital civil et, quelques jours après, rue Boutin, chez une fille qui visite tous les jours sa mère en traitement dans la salle des cholériques. — Un homme de la rue Bisson, qui lave les laines à l'hôpital militaire, est rapidement enlevé par le fléau. C'est le premier cas dans ce quartier. A la date du 10, une lingère du Dey est apportée à l'hôpital civil.

— Le 11 octobre, on apporte de Kouba à l'hôpital civil une cholérique, la fille Muller attachée à la maison de la Ste-Enfance. Cette fille était sortie, depuis onze jours, de la salle Ste-Félicité, alors que les premières atteintes cholériques venaient d'y avoir lieu.

Le 15, une enfant de l'institution de Kouba est prise elle-même du choléra et apportée à l'hôpital ; elle est suivie, le lendemain, de trois de ses compagnes. — Le 17, c'est le tour d'une sous-maîtresse, Mme Stemman, et d'une jeune fille venue chez ses parents, rue Navarin 12. — Le 18, une sœur de St-Vincent de Paul meurt dans la maison de Kouba, puis une autre le 19 ; mais, dès le 24, grâce à l'évacuation complète de l'établissement, les accidents cessent chez toutes les personnes dispersées. Deux sœurs, deux sous-maîtresses et neuf enfants ont été les victimes de l'importation opérée par la fille Muller.

Dans le même temps, on recevait aussi à l'hôpital civil une lavandière de l'établissement, prise du choléra à son domicile, rue Porte-Neuve n° 44, et de l'Agha, la femme Bouna, qui avait passé quelque temps à l'hôpital auprès de ses enfants frappés mortellement par l'épidémie.

Il ne nous est pas aussi facile de suivre dans la population militaire la filiation cholérique, faute de renseignements écrits ; mais nous voyons, en consultant le registre des décès de l'hôpital du Dey, que, du 28 septembre au 2 octobre, 9 atteintes mortelles ont eu lieu chez des militaires venus du dehors et principalement des casernes voisines de l'hôpital civil ; mais, à partir du 2 jusqu'au 8 octobre, les cas intérieurs éclatent et vont croissant, au point que 15 décès sur 37 ont lieu chez des malades en traitement depuis au moins 12 jours. C'est peu, en comparaison de la mortalité des précédentes épidémies, et nous avouons ne pas saisir tout-à-fait la raison de cette différence, mais cette infériorité numérique ne fait qu'infirmer, sans la contredire en rien, la loi déjà plusieurs fois posée par nous de l'expansion épidémique au sein des hôpitaux et, consécutivement, en dehors de leur enceinte.

Bénignité de l'épidémie en ville.

Cependant grâce sans doute au déclin de la saison chaude, à l'action préservative de la précédente et toute récente épidémie, la contagion cholérique exerce très peu de ravages en ville. C'est au point que le 6 novembre, M. Devoulx enregistre la note suivante : « D'après des renseignements recueillis à bonne source, il n'y aurait eu jusqu'à ce jour que 19 décès en ville depuis l'invasion. »

Mais, en revanche, les hôpitaux dans lesquels la maladie a semblé plus particulièrement se localiser comptent un assez grand nombre de victimes.

La part de mortalité cholérique à l'hôpital du Dey est, en tout, de 140 décès, part qui serait beaucoup plus considérable, si l'on avait continué d'y envoyer les cholériques fournis par le quartier de cavalerie de Mustapha, mais, à partir du 15 octobre, l'hôpital civil eut à les recevoir jusqu'à la fin de l'épidémie.

Cette source de recrutement cholérique une fois enlevée à l'hôpital du Dey, l'épidémie y diminua sans cesse, jusqu'au 10 novembre, jour à partir duquel, il n'y eut plus que 3 décès survenus le 27 du même mois, et les 5 et 10 décembre.

Quoique centre principal de l'épidémie de 1855, l'hôpital civil n'eût point pourtant une bien forte mortalité cholérique, puisque, sans y comprendre le nécrologe des salles militaires, cette mortalité ne s'éleva qu'au chiffre de 127 décès.

Courtes réflexions sur cette petite épidémie.

L'épidémie d'Alger de 1855, quoique en réalité assez bénigne, n'offre pas moins d'utiles enseignements, et ce sont même les faibles proportions sous lesquelles elle se présente qui permettent d'en mieux saisir le développement. En effet, grâce aux indications précises que nous devons aux notes de M. Devoulx, aucun des faits épidémiques n'est oublié ni perdu ; tous convergent et aboutissent forcément à la démonstration toujours plus évidente de la contagion.

On voit aussi combien, cette fois, par l'emploi de quelques précautions, il eût été facile d'arrêter l'invasion cholérique à son début. L'évacuation des premiers cholériques de l'hôpital civil et du camp des Chasseurs dans un établissement isolé aurait suffi sans aucun doute.

SEPTIÈME INVASION CHOLÉRIQUE D'ALGER

ANNÉE 1859.

Inaction malheureuse devant les menaces épidémiques venant d'Espagne. Désastre cholérique à l'armée du Maroc.

Nous voyons par les notes de M. Devoulx que, dès le 14 août 1859, on savait à Alger que la province de Murcie était dévastée par le choléra, ce qui n'empêcha point d'admettre en libre pratique les arrivages espagnols de toutes sortes.

C'était faire bon marché des rudes enseignements du passé ; mais, l'aveuglement entretenu par une doctrine funeste, par la confusion des écrits sur la matière, bien plus encore peut-être que par l'apparente contradiction des faits cholériques eux-mêmes, faisait hésiter à Alger, comme ailleurs, les hommes les plus sages et les plus compétents sur l'emploi des moyens à opposer aux menaces de l'épidémie,

Ainsi déroutées, les volontés les plus droites, les plus capables et les plus dévouées se trouvaient frappées d'impuissance, et l'autorité elle-même réduite, depuis longtemps, à d'inutiles tâtonnements, demeurait, non pas indifférente, mais inactive.

Sous l'empire des idées reçues et des prescriptions insuffites de la loi sanitaire, cette situation était forcée. Du reste, autant valait presque l'inaction que l'emploi des demi-mesures, non reconnues telles, à travers lesquelles le choléra avait toujours passé.

Cette fois donc encore, le fléau avait le champ libre et ce fut sur notre malheureuse armée du Maroc, rassemblée au camp du kiss, qu'il vint frapper les premiers coups, coups terribles, qui, en moins d'un mois, firent périr 2.500 hommes sur 15.000.

Propagation du choléra à Alger par de petits détachements
venus de l'armée du Maroc.

Avec les approvisionnements venus de la côte d'Espagne, le choléra eut donc bientôt envahi la province d'Oran par les différents ports ouverts à son importation. De là à Alger il n'y avait que le court espace d'une escale ou le simple mouvement d'une rentrée de troupes.

En effet, vers la fin d'octobre, le retour de petits détachements rendus à la garnison d'Alger, fut le signal de la nouvelle invasion cholérique dont l'hôpital du Dey devint encore le foyer primitif.

Ce fait nous est affirmé par le Médecin en chef du Dey à cette époque, M. le docteur Léonard, qui se rappelle fort bien que les importateurs du choléra à l'hôpital furent des militaires tout récemment arrivés de la colonne du Maroc. Voici du reste la succession des faits tirés du registre des décès.

— Le 25 octobre, un zouave entré pendant la journée, succombait à une atteinte de *choléra sporadique*, dans le service de M. le docteur Rietschel.

— Le 26, un homme du même régiment, entré la veille, mourait dans la division de M. le docteur Tabouret, par suite de *fièvre rémittente cholériforme*.

— Le 27, un autre zouave, venu en même temps, était enlevé, par une *diarrhée à forme cholérique*, chez M. le docteur Minvielle. — Mais, le même jour, 3 malades en traitement en divers services, depuis 10 à 12 jours, mouraient par suite du vrai *choléra* reconnu et enregistré sous ce nom, au registre des décès.

Jusqu'à la fin du mois, il n'y eut que deux décès de choléra chez des militaires venus du dehors, un zouave encore et un soldat du train des équipages qui avait peut-être transporté les premiers cholériques ; mais, le nombre des décès chez les malades frappés dans l'intérieur de l'hôpital par l'épidémie naissante, s'éleva pendant ces quelques jours au chiffre 24.

Cette progression rapide des cas de choléra chez les malades ordinaires du Dey produisit ensuite 47 décès dans les six premiers jours de novembre, quand, dans le même temps, mouraient seulement 20 cholériques venus du dehors ; et encore, de ce dernier chiffre conviendrait-il de retrancher 5 infirmiers militaires saisis au milieu de leurs fonctions et décédés les 2, 4 et 6 novembre.

Courte durée et bénignité de cette épidémie. — Raisons probables de cet avortement cholérique.

Cependant, la maladie bornée pendant les premiers quinze jours du règne épidémique à la population militaire et aux malades en traitement à l'hôpital du Dey, ne fit son apparition en ville et à l'hôpital civil qu'à la date du 7 novembre.

Tardive cette fois, l'épidémie fut courte et relativement bénigne, grâce bien certainement à l'état avancé de la saison, au refroidissement de la température et à des pluies abondantes qui survinrent au moment où les foyers cholériques étaient encore rares et seulement en voie d'accroissement.

Comme la plupart des germes, le ferment cholérique a sans doute besoin d'un air chaud et humide pour se développer librement. Le froid contrarie et arrête probablement la catalyse germinative ou fermenticielle du produit contagieux, surtout quand il survient hâtivement, et les puissantes averses entraînent ou détruisent ce produit. Ainsi nous paraissent s'expliquer les avortements soudains et les déclins subits d'épidémie cholérique survenus presque toujours en Algérie, avec les grandes pluies froides qui inaugurent ordinairement la saison d'hiver.

Mortalité spéciale et générale à l'hôpital du Dey.

Malgré la bénignité du choléra de 1859 dont la population civile s'émut à peine, tant elle fut peu frappée, les pertes à l'hôpital du Dey s'élevèrent pourtant au chiffre de 245 décès, savoir : 30 en octobre, 186 en novembre et 29 en décembre.

Le rejet absolu du principe contagioniste, en laissant établir cette année là, dans tous les services, la promiscuité des malades, fut pour beaucoup dans ce résultat, car, en y regardant de près, on est bien forcé de reconnaître que le

plus grand nombre des décès a porté sur des malades cho-
lérisés seulement à l'hôpital.

La mortalité générale de l'année dans cet établissement
fut comme toujours très-défavorablement influencée par l'é-
pidémie de choléra, puisque du rapport de 1 décès sur 45 malades et 3 dixièmes où elle était l'année précédente, elle s'éleva
à 1 sur 16. Cette augmentation malheureuse mais forcée de
la mortalité générale fut due aussi au surcroit considérable
des décès chez les nombreux malades atteints de flux intestinaux et de fièvres typhoïdes, puisque ces deux seuls ordres d'affections déterminèrent, chacun par moité, 114 décès
dans les cinq derniers mois de l'année.

Réveil épidémique à la suite d'une rentrée de troupes récemment éprouvées par le fléau ; — trainée cholérique laissée par ces troupes sur
leur passage.

La rentrée en masse des troupes expéditionnaires du Maroc, par
la voie de mer, à la date du 5 décembre, ne pouvait manquer de
réveiller l'épidémie à peu près éteinte à cette époque. C'est, en
effet, ce qui eut lieu dans la population civile, aussi bien que
dans la garnison elle-même. Cette reprise épidémique très peu
accusée, puisqu'elle ne produisit que 24 décès chez les militaires, eût pu être très grave dans une autre saison de l'année.

Cependant, une trainée cholérique, dont les points principaux furent Douéra et Bouffarik, suivit la colonne jusqu'à
Blidah où quelques cas de choléra éclatèrent dans la population civile après l'arrivée des troupes.

Le bilan mortuaire de l'hôpital civil ne s'éleva, cette année-là, qu'au chiffre de 16 décès ; mais 41 cas de fièvres
pernicieuses, (*algides, comateuses, ataxo-adynamiques*) de septembre à janvier, nous portent à croire que la présence
même si peu accusée du choléra ne fût pas sans influence
sur la mortalité générale de cet établissement, à laquelle la
variole fréquemment mortelle et la scarlatine apportèrent
aussi un assez fort contingent.

HUITIÈME INVASION CHOLÉRIQUE D'ALGER

ANNÉE 1860.

Double hypothèse sur l'origine de l'épidémie cholérique de 1860.

Il nous est impossible de dire comment le choléra a été cette fois apporté à Alger.

Est-ce à la suite d'un retour, par la voie de terre, de l'épidémie précédente qui se serait maintenue et cantonnée dans quelque contrée de l'Algérie ? C'est ce que nous serions tentés de croire, en nous rappelant qu'à cette époque le choléra qui venait de ravager quelques tribus Kabyles, s'arrêtait aux portes de Dellys, où l'un de nous était alors médecin en chef de l'hôpital. — Ou bien la maladie résulterait-elle d'une importation maritime inaperçue venant d'un des points contaminés du littoral méditerranéen, de l'Espagne, par exemple, où le fléau régnait encore à cette époque.

En l'absence de renseignements certains nous nous bornerons à constater que le premier fait cholérique sur lequel nous ayons des données sûres est celui d'un Italien, le sieur Arregioni, Angelo, arrivant de l'Arba (plaine de la Mitidja), qui entra le 27 août à l'hôpital civil, salle St-Augustin, lit n° 8, dans le service de M. le docteur Toussaint Martin.

Cependant, ce fait qui pourrait suffire à expliquer, au point de vue où nous nous plaçons, l'origine de l'épidémie cholérique qui va bientôt régner à l'intérieur de l'hôpital, n'est considéré par nous que comme un fait isolé et tout-à-fait en dehors de cette épidémie, à cause de l'incubation de 25 jours qui le séparerait de l'explosion cholérique qui eut lieu le 22 septembre.

Mais nous prenons acte de la provenance de l'individu atteint, parce que sur les quatre cholériques venus du dehors, qui figurent seuls au milieu de la longue liste des cas intérieurs traités à la salle Saint-Augustin par notre confrère, se trouve aussi un Suisse Italien, le sieur Notari, François, qui viendra de l'Arba le 4 octobre pour mourir du choléra à l'hôpital le lendemain de son entrée.

La localité d'où sont venus ces deux malades est donc envahie par le choléra. Or, l'Arba est sur la route d'Alger en Kabylie où nous avons déjà dit que le fléau faisait depuis quelques temps des victimes. C'est assez pour établir qu'une de nos deux hypothèses sur l'origine du choléra d'Alger en 1860, n'est point une supposition gratuite, une simple assertion.

Début de l'épidémie à l'hôpital du Dey.

C'est à l'hôpital militaire du Dey qu'il faut, selon nous, aller chercher les premiers faits cholériques vraiment épidémiques sans que nous puissions cependant les rattacher au foyer de contagion dont nous venons de signaler l'existence dans le voisinage d'Alger.

— Le 8 septembre un homme du 2ᵉ zouave vient mourir *d'accès pernicieux, avec vomissement et diarrhée,* dans le service de M. le docteur Rietschel.

— Le 10, un soldat du train succombe à une *fièvre pernicieuse algide,* chez M. le docteur Minvielle.

— Le 11, un *accès pernicieux* enlève, chez M. le docteur Loyer, un artilleur entré la veille.

— Le 12, M. Léonard signe un décès de son service sous la rubrique *fièvre pernicieuse algide.*

— Le 14, trois décès figurent, sous le même titre que le précédent, chez MM. Léonard et Bonduelle.

— Enfin, le 15, le mot choléra apparaît au registre, appliqué à un blessé mort dans le service de M. A. Bertherand.

Depuis ce jour, les décès par *fièvre pernicieuse algide* cessent tout-à-fait et font place à l'expression choléra que nous trouvons écrit 65 fois dans les 15 derniers jours du mois de septembre, 55 en octobre et 10 en décembre.

Évidemment, à partir du 8 septembre au plus tard, le choléra a envahi l'hôpital militaire, qui, à cette date, est déjà le foyer principal de la contagion, alimenté qu'il est par les nombreux malades qui s'y trouvent.

Danger de l'hésitation à prononcer et à écrire le mot choléra au début de l'épidémie.

L'hésitation à inscrire le nom du terrible envahisseur, révèle une situation que l'on craint d'avouer parce que tout espoir n'est pas perdu de la voir cesser. Sans blâmer une réserve dont nous reconnaissons les motifs bien intentionnés, nous ne pouvons l'approuver, parce que nous la trouvons dangereuse.

Qu'importe l'éveil donné aux terreurs populaires, si le mot qui les suscite est de nature à provoquer de salutaires précautions ! — C'est devant les premiers faits cholériques d'une épidémie qui s'annonce qu'il convient d'agir vite et, s'il le faut, avec éclat, pour arrêter le mal dans son essor, car, sa rapide diffusion ne laisse bientôt plus le choix des moyens qui eussent pu réussir.

N'est-ce pas, en effet, à une discrétion tout d'abord concertée qu'est due cette année là, au Dey, l'explosion cholérique qui eut lieu dans tous les services à la fois, à partir du 14 septembre, en sorte que toutes les divisions de malades crurent pouvoir garder et traiter leurs cholériques ? Il est vrai que l'incroyance à la contagion fut bien pour quelque chose dans cette disposition renouvelée de l'année précédente.

Le choléra de l'hôpital civil est une suite du choléra de l'hôpital militaire.

Quoiqu'il en soit, le choléra existe réellement au Dey, au

moins le 14 septembre, et c'est du voisinage immédiat du Dey, du faubourg Bab-el-Oued, qu'est transporté dans le service de M. Toussaint Martin, à la date du 17 septembre, un cholérique Espagnol, Trigueros, Mariano, qui, pour nous, est l'importateur véritable du germe épidémique, à l'hôpital civil.

En effet, quatre jours après l'admission du cholérique dans la salle St-Augustin, un malade de la même salle, le sieur Pedrotti, Antonio, entré le 17, est pris d'accidents cholériques graves le 21 septembre ; — le 22, trois cas mortels éclatent dans la salle ; — le 25, 5 autres ont lieu chez des malades qui en meurent aussi ; — Enfin, le 25, neuf cas dont un seul suivi de guérison donnent la mesure de la progression rapide des effets de la contagion dans cette salle St-Augustin qui, jusqu'au 4 octobre fournira 56 cas intérieurs presque tous mortels.

Ces détails, que nous devons à l'obligeante communication faite par notre confrère de l'hôpital civil d'un tableau dans lequel tous ces faits cholériques de son service sont relevés avec le plus grand soin, peuvent sans doute se passer de commentaires.

Ce n'est donc encore cette fois que par contre-coup que l'hôpital civil fut frappé, ce qui ne l'empêcha pas de perdre 105 cholériques des deux sexes et de nationalité diverse.

Léger envahissement de la ville.

Quoique en grande partie préservée par l'effet assez récent des épidémies qui, dans l'espace de six ans, l'ont trois fois éprouvée, la ville d'Alger ne laisse pas que de fournir un certain nombre de victimes à la nouvelle invasion cholérique. Du faubourg Bab-el-Oued et de la cité Bugeaud où il frappe ses premiers coups, après l'envahissement du Dey, le choléra gagne les quartiers intérieurs d'Alger sans y faire de grands ravages. M. Devoulx qui relate les cas survenus, signale une période de légère augmentation du 27 au 51 octobre, par un temps de pluie suivi de sirocco. Sous l'influence de l'atmosphère calme, humide et chaude ainsi que du ciel constamment couvert qu'on observe en ce moment, le choléra, plus promptement mortel, semble affecter de préférence la forme sèche et asphyxiante, sans crampes et presque sans déjections.

Mais, avec les grosses pluies de l'automme, l'épidémie devenue chaque jour plus bénigne cessa enfin, vers la mi-novembre, aussi bien en ville que dans les hôpitaux.

En somme, le choléra de 1860 s'est plutôt localisé dans les établissements hospitaliers que propagé en dehors de leur enceinte.

Les rapides ravages du choléra dans les hôpitaux prouvent la nécessité d'établissements isolés extra-muros pour le traitement des cholériques.

Nous avons vu par l'exemple de la salle St-Augustin comment le mal s'est répandu à l'hôpital civil qui ne reçut que très peu de cas extérieurs. Ce désastre opéré sur les malades en traitement fut encore plus marqué à l'hôpital militaire où, sur 219 atteintes ayant produit 158 décès, il n'y eut que 18 malades venus des casernes ; et encore, croyons-nous que, parmi ces derniers, la plupart avaient contracté le germe de leur maladie à l'hôpital, soit qu'ils en fussent sortis récemment, ou qu'ils l'eussent fréquenté pour le service de garde, ou bien par des visites faites le dimanche à leurs camarades malades.

La nécessité d'établissements isolés, extra-muros, pour le traitement des cholériques nous semble donc encore, cette fois, surabondamment démontrée.

Avec le fonctionnement de deux petites ambulances situées hors des portes, au nord et au sud de la ville, plusieurs épidémies cholériques, sinon toutes, eussent été, à coup sûr épargnées à la ville d'Alger et à une bonne partie de nos provinces africaines. Que de malheurs, pourtant, par suite de l'omission d'une mesure si simple et si facile !

Nous avons cru devoir faire suivre cet exposé de l'épidémie de 1860 d'un tableau renfermant le nombre des cas journaliers de choléra traités à l'hôpital du Dey et l'indication de leur provenance intérieure ou extérieure. Cette pièce statistique officielle est le meilleur raisonnement à opposer à nos adversaires.

7

TABLEAU journalier des cas de choléra intérieurs et extérieurs de l'hôpital du Dey en 1860

DATES	ENTRANTS du dehors	ENTRANTS de l'hôpital	Sortants	Décès	DATES	ENTRANTS du dehors	ENTRANTS de l'hôpital	Sortants	Décès	DATES	ENTRANTS du dehors	ENTRANTS de l'hôpital	Sortants	Décès
SEPTEMBRE.					OCTOBRE.					NOVEMBRE.				
2	1	»	»	»	1	1	3	1	4	1	»	3	4	1
3	»	»	»	»	2	1	6	1	2	2	»	»	4	«
4	1	»	»	»	3	»	3	1	1	3	»	»	1	1
7	1	»	»	»	4	»	5	1	4	4	»	»	2	»
8	»	»	»	1	5	»	3	2	2	5	»	1	1	2
10	1	»	»	1	6	»	5	3	2	7	»	2	1	1
11	»	»	»	1	7	»	3	1	4	8	»	1	1	»
12	»	»	»	1	8	2	3	3	2	9	»	2	1	1
13	»	1	»	»	9	1	9	5	3	10	»	»	»	»
14	»	2	»	3	10	»	4	1	2	11	»	1	»	1
15	»	8	»	1	11	»	3	1	3	12	»	1	»	2
16	»	5	»	2	12	»	1	2	2	13	»	»	»	»
17	»	4	»	1	13	»	3	1	2	14	»	»	»	»
18	»	5	»	5	14	1	»	2	2	15	»	»	»	1
19	»	3	»	3	15	1	»	1	2	Totaux.	»	11	14	10
20	»	2	»	2	16	»	»	1	1					
21	»	6	»	2	17	»	2	6	»					
22	1	7	»	1	18	»	1	2	2					
23	»	11	»	4	19	»	»	2	2					
24	»	4	»	3	20	1	4	2	2					
25	»	7	»	2	21	1	2	1	2					
26	»	11	2	9	22	»	2	2	3					
27	»	11	»	5	23	»	1	2	1					
28	»	13	2	9	24	»	1	1	1					
29	1	8	1	8	25	»	»	5	1					
30	»	10	»	9	26	»	2	1	1					
					27	»	»	3	»					
					28	»	1	4	»					
					29	1	2	1	2					
					30	2	1	1	»					
					31	»	1	1	»					
Totaux.	6	118	4	73	Totaux.	12	72	59	55					

RÉCAPITULATION.

	du dehors	de l'hôpital	Sortants	Décès
Septembre	6	118	4	73
Octobre	12	72	59	55
Novembre	»	11	14	10
	18	201	76	138
	219		219	

CAS VENUS DE L'EXTÉRIEUR.

Caserne Lemercier.... 2
— Orléans............ . 3
Camp de Mustapha............ 2
Faubourg Bab-el-Oued........ 5
— Bab-Azoun........ 2
Provenance non spécifiée...... 4

Total.... 18

NEUVIÈME INVASION CHOLÉRIQUE D'ALGER

ANNÉE 1865.

Origine de l'épidémie.

L'historique si complet de la dernière invasion du choléra à l'hôpital du Dey fait par M. le Médecin en chef de cet établissement, dans son rapport adressé à M. le Maréchal Gouverneur de l'Algérie, décide victorieusement la question occasionnelle de cette invasion. *La doctrine de l'importation*, déjà autrefois soutenue par M. le Dr Périer, y reçoit de l'exposé des faits la plus éclatante démonstration.

Sans aucun doute, le choléra nous a été apporté directement de France ; d'abord, par le groupe d'infirmiers qui est devenu le principal foyer et probablement *l'unique agent virtuel de l'épidémie*; ensuite, par le détachement de la Légion étrangère dans lequel on a su éteindre si rapidement le germe épidémique, à l'aide de mesures bien simples qu'il importe d'appliquer toujours à l'avenir ; enfin, par quelques petits groupes individuels frappés aussitôt d'impuissance, par suite de la ténuité même de ces foyers et de la prompte dispersion des personnes.

L'hôpital du Dey a été, comme toujours, le centre d'élaboration et d'expansion de l'épidémie.

De cette triple provenance bien démontrée, une seule nous paraît donc avoir eu une part décisive dans le développement de la dernière épidémie, car c'est à cette source unique que la succession toute naturelle et la logique impitoyable des faits nous ramènent forcément, comme dans les huit épidémies précédentes. Disons-le tout de suite, en nous appuyant, s'il le faut, sur la déclaration faite par M. le Maire d'Alger, dans sa lettre au Conseil d'hygiène, à la date du 28 décembre dernier : *comme dans les périodes antérieures*, c'est à l'hôpital du Dey, que le choléra a constitué son foyer primitif ; et c'est là, ajouterons-nous, qu'il a acquis lentement mais sûrement sa force d'expansion épidémique, aidé en cela, par les circonstances les plus favorables, comparable, si l'on peut ainsi dire, à un incendie qui éclaterait au milieu d'un parc à fourrages. Les enseignements puisés plus haut à l'étude des épidémies cholériques précédentes de l'hôpital du Dey ne peuvent laisser aucun doute à cet égard ; ils démontrent surabondamment le danger de l'admission des cholériques dans un grand établissement hospitalier et notamment dans celui du Dey, reconnu de tout temps *le lieu de prédilection du choléra*, ainsi que le déclare M. le Médecin en chef actuel de cet hôpital.

En effet, introduisez dans un lieu habité quelconque, un cholérique, puis deux, puis trois, puis dix, puis quinze, etc., et bientôt le mal, d'abord presque passif, ou au moins sans grande activité, comme cela a eu lieu, dans l'épidémie récente, pour les cas isolés d'importation, devient de plus en plus agissant, et sa sphère d'action accrue sans cesse par l'adjonction de nouveaux éléments, s'étend, s'étend toujours, suivant une loi qui est peut-être, comme celle de la gravitation, dans le rapport direct de la masse et en raison inverse du carré des distances.

Il est parfaitement démontré, d'ailleurs, que le groupement cholérique produit des foyers épidémiques d'autant plus puissants qu'ils trouvent en plus grand nombre, dans leur voisinage, les conditions favorables à leur entretien et à leur propagation. Il est certain aussi que l'homme malade possède au plus haut point la faculté de contracter les affections contagieuses, et que cette *réceptivité morbide* de l'organisme est à son summum pendant le règne du choléra.

Or, qu'est-ce donc qu'un hôpital comme celui du Dey, en présence du fléau indien, sinon le milieu le mieux disposé pour l'élaboration et la diffusion du germe épidémique?

Que si, au contraire, comme cela s'est fait l'an dernier, à l'instigation de M. le Dr Périer, pour le camp de la Légion étrangère à l'Oued-Bridja, ou près de Coléah, pour celui du pénitencier de Bab-el-Oued, le choléra devienne l'objet de mesures *d'isolement* et de *diffusion sur place* ; que si, en un mot, on le laisse s'épuiser et s'éteindre de lui-même, sans lui offrir l'aliment destiné à le faire vivre, alors l'épidémie se trouve forcément arrêtée dans son essor, par suite de l'impossibilité où elle est de franchir *la barrière du vide*.

Mais, sans nous arrêter plus longtemps à des vues purement théoriques et à une interprétation qui, pour être reconnue vraie et péremptoire, a besoin de s'appuyer sur des faits bien authentiques et tout-à-faits concluants, cherchons tout de suite, dans l'étude des circonstances qui ont signalé le début de la dernière épidémie, la preuve de nos affirmations et l'indication des moyens propres à prévenir le retour de nouveaux malheurs.

N'oublions pas que presque toutes les invasions cholériques d'Alger ont eu lieu *deux ans de suite*, qu'elles ont été *jumelles*, *bis-automnales*, que chaque fois le choléra est rentré en ville parce qu'on n'a pas su l'arrêter aux portes, le cantonner et le dissoudre au loin. Soyons donc enfin avertis et que l'ennemi qui nous menace encore nous trouve sur nos gardes.

Premier fait épidémique à la date du 4 septembre.

C'est le 4 septembre que le choléra vraiment épidémique envahit l'hôpital du Dey dans la personne d'un soldat du 3e bataillon d'Afrique, le sieur Casanova, venu tout récemment de Paris, après un séjour de huit journées à Marseille, de deux sur le bateau, de trois au Lazaret de Sidi-Ferruch et de quatre au dépôt des isolés du Fort l'Empereur, c'est-à-dire, après une incubation de 17 jours au plus. Mais ce ne fut là encore qu'un fait isolé et probablement stérile, à la façon de quelques autres cas de même provenance qui eurent lieu en ville un peu plus tard et furent tout d'abord sans résultat de voisinage.

Explications sur quelques cas non douteux du choléra sporadique
qui ont précédé l'épidémie.

Disons cependant que *quelques cas de choléra sporadique*, comme cela se présente, chaque année, en Algérie dans la période estivale, mais *presque toujours en plus grand nombre que l'an dernier*, avaient été constatés sur différents points de la province et même dans l'enceinte de l'hôpital du Dey. C'est à cette catégorie de faits que nous rapportons, de l'aveu même du médecin traitant, M. le Dr Molard, l'atteinte cholériforme légère survenue le 4 août chez un condamné militaire qui devait mourir, près de *deux mois plus tard*, par suite du véritable choléra épidémique. Nous n'exceptons pas même de cet ordre d'accidents purement sporadiques, le cas mortel de choléra qui eut lieu le 28 août, dans le même service, à la suite de *l'ingestion faite d'un seul trait d'un litre de tisane froide*, bientôt suivie de l'administration d'un vomi-purgatif, chez un condamné qui venait d'arriver du col des Beni-Aïcha, tout haletant de fatigue et ruisselant de sueur. Ce n'est pas seulement en Afrique, dans la saison d'été, qu'on rencontre des cas de cette nature que tous les hygiénistes s'accordent d'ailleurs à signaler comme un des effets fréquents de l'abus des boissons froides pendant le règne des grandes chaleurs. Mais en attribuant même, contre toute évidence, le caractère épidémique aux deux faits précédents sur lesquels la doctrine anti-contagioniste pourrait s'appuyer pour faire de notre choléra de 1865 une production morbide purement spontanée, il n'en resterait pas moins encore la possibilité de rattacher ces deux cas, par les arrivages de Marseille, à l'influence cholérique de cette ville.

Quoiqu'il en soit, la menace d'une invasion cholérique,

dont tous les esprits étaient déjà pénétrés, appela sur ces faits l'attention la plus scrupuleuse de la part de M. le Médecin en chef de la division, qui alla même jusqu'à Dellys se renseigner sur place et qui demeura bien convaincu que là, comme ailleurs, les accidents signalés n'étaient en aucune sorte d'essence épidémique.

Etat sanitaire de la population civile et militaire au moment de l'invasion cholérique.

L'état sanitaire de la population et de la garnison était d'ailleurs excellent. A l'hôpital du Dey, il y avait cependant 676 malades en traitement ; mais ce nombre, relativement élevé, tenait à la rentrée toute récente des colonnes expéditionnaires, à la présence des troupes venues de la province de Constantine, à destination du Mexique, et enfin, à l'époque de l'année où les fièvres palustres sont le plus nombreuses. Sur un mouvement de 4,043 malades admis à l'hôpital depuis le 1er janvier, le chiffre des décès ne s'élevait qu'à 66, représenté seulement par le rapport de 1 décès sur 61 malades et 2 dixièmes, proportion à laquelle l'hôpital du Dey n'avait point encore atteint depuis sa fondation, car pendant les années les plus favorisées, c'est-à-dire les deux précédentes, le nécrologe avait été de 1 sur 58 en 1863 et de 1 sur 57, 8 en 1864. En ville, d'après le rapport de nos confrères les plus occupés, la situation sanitaire n'était pas moins bonne, et elle se continua telle jusque dans le courant d'octobre. C'était même à ce point qu'au moment où l'hôpital militaire était décimé par la maladie, quelques médecins civils se refusaient à croire qu'elle existât.

Importation du choléra de Marseille par un détachement d'infirmiers. Explosion cholérique à la Salpêtrière. — Extension et propagation de la maladie à l'hôpital du Dey.

Toujours est-il que le 13 septembre, 11 jours après l'admission du cholérique Casanova, venu de Marseille, le détachement de 262 infirmiers arrivé récemment de cette ville et entassé en grande partie sous les voûtes de la Salpétrière évacua à l'hôpital du Dey deux hommes atteints de choléra bien accusé, puis cinq autres le 15, un le 16, deux le 17, un le 20 et le 21, etc., en tout.15 jusqu'à la fin du mois, dont neuf provenant de la Salpétrière et six du camp de St-Eugène, où le détachement fut établi à la date du 15 septembre et où l'influence épidémique se borna bientôt à quelques diarrhées, à cachet plus ou moins spécial, traitées, à la fin de l'épidémie, dans une infirmerie installée dans une batterie de la côte voisine du camp.

Evidemment, voilà bien établi le premier anneau de la chaine épidémique que nous allons voir se dérouler sous nos yeux ; le choléra d'Alger existe aux dates que nous venons d'enregistrer, la Salpétrière en est le berceau.

Importé de Marseille où le fléau faisait alors de cruels ravages, élaboré dans un milieu tout-à-fait favorable à son éclosion, le *ferment cholérique* fit donc explosion à la Salpétrière, après une incubation de 15 à 20 jours. — Introduits au Dey, les cholériques venus de la Salpétrière et du camp de St-Eugène ne tardèrent pas à constituer un foyer dont le voisinage des salles eut bientôt à souffrir, car dès le 17 septembre, deux premiers malades étaient atteints dans les salles appartenant au service des consignés, le 20, six hommes étaient frappés en d'autres services, quatre le 21, cinq le 22, etc., et, pour la fin du mois, sur les 76 cholériques traités à l'hôpital on ne comptait que 7 cas venus du dehors, sans compter les 15 soldats infirmiers que la Salpétrière et le camp de St-Eugène avaient fournis ; et encore, parmi ces 7 cas extérieurs, une recherche attentive ferait-elle peut-être bien reconnaître des hommes que le service de garde avait retenus à l'hôpital pendant vingt-quatre heures. En tout cas, deux venant de Marseille sortaient, depuis quelques jours, du Lazaret de Sidi-Ferruch et un, depuis peu, de l'hôpital même.

A cette influence cholérigène intérieure de l'hôpital se rattache évidemment la mort si regrettable d'un des officiers d'administration les plus distingués de l'armée, M. Jules Coytier, officier principal, chef du service administratif de l'hôpital du Dey.

Toutefois, hâtons-nous de dire que de sages mesures avaient été prises, dans la mesure du possible, en vue de diminuer la population ordinaire de l'hôpital. C'est ainsi que l'organisation des infirmeries militaires régionales réunissant les malades d'un groupe de quartiers rapprochés ou d'une même caserne, et enfin, le renvoi dans leurs corps, opéré avec ménagement, des hommes en état de convalescence réalisèrent tout d'abord un heureux changement à l'hôpital du Dey. C'est par suite de ces disposition, que le nombre des malades se trouvait à la fin du mois de septembre réduit à 521, de 676 qu'il était à la date du 1er, et ce chiffre diminuant toujours n'était plus enfin que de 207 au 1er novembre, y compris les cholériques eux-mêmes.

Envahissement des casernes.

Mais, par contre, le nombre des cas extérieurs, si réduit pendant le mois de septembre, et si disproportionnément au-dessous des cas survenus dans les salles mêmes de l'hôpital, s'accrut-il rapidement dans les casernes, sans que la ville s'en ressentit d'abord sensiblement, nouvelle preuve du danger de recevoir dans les agglomérations d'hommes, les individus sortis de lieux contaminés et de l'influence évidemment contagieuse du fléau asiatique.

Mortalité à l'hôpital du Dey.

Enfin, pour abréger, rappelons que la part du mois d'octobre, à l'hôpital du Dey fût de 99 cholériques, dont 64 militaires et 55 civils ; celle du mois de novembre de 58, savoir : 56 militaires et 2 civils, et de 10 en décembre seulement, 8 appartenant à la garnison et 2 à la population. Le chiffre total des malades cholériques du Dey fut donc dans cette épidémie de 242, ayant donné lieu à 125 décès, savoir :

Militaires........ 203 ⎱ 242   Décès....... 106 ⎱ 125
Civils.......... 39 ⎰   Décès....... 19 ⎰

Cependant, en faisant, dans ce sommaire numérique, la part afférente à l'hôpital du Dey seul, on trouve que 76 malades ont été frappés dans les salles et que sur ce nombre 50 ont succombé, et si l'on ajoute à ce chiffre, comme il convient, 11 militaires sortis récemment de l'hôpital, dont 6 sont morts, on arrive au nombre de 87 individus, ayant pris dans les salles le germe de la maladie. Enfin, en ajoutant à ce total les cholériques appartenant au personnel de l'hôpital, on obtient, comme effet de l'influence du choléra dans l'intérieur du Dey, le chiffre de 94 cas et de 59 décès, tandis que celui des cholériques venus du dehors n'est que de 89 dont 42 décès, défalcation faite toutefois des 15 infirmiers qui ont importé l'épidémie dans l'hôpital.

Ces faits rapprochés de ceux des huit invasions cholériques antérieures nous dispensent de commentaires, car leur signification est par elle-même assez imposante. Ils démontrent suffisamment que l'hôpital militaire a été, cette fois encore, le grand foyer et le centre d'irradiation de l'épidémie cholérique d'Alger dont nous allons essayer de suivre le développement en-dehors de l'enceinte du Dey.

Mais disons encore que la mortalité générale a été, comme toujours, gravement influencée par la présence du choléra dans l'enceinte de l'hôpital. Les fièvres typhoïdes et les flux intestinaux ont de nouveau, en s'aggravant outre mesure, concouru à ce résultat fâcheux ; aussi la moyenne des décès, sans y comprendre ceux qui sont résultés du choléra lui-même, est-elle montée dans le dernier trimestre de 1865, à la proportion de 1 sur 15 malades et 2 dixièmes.

—Le 26 septembre, déjà, la femme d'un employé des lits militaires habitant la maison située à l'angle du bâtiment de la Sal-

pétrière, du côté d'Alger, succombait très rapidement à une at-
tetnte du choléra : c'est le premier cas survenu dans la population civile, au voisinage du Dey.

Exemple remarquable d'un cas isolé d'importation resté stérile.

— Le 2 octobre, Madame Simon, venant de Marseille et sor-
tant de quarantaine, à Sidi-Ferruch, où elle avait perdu sa
domestique par suite du choléra, fut atteinte de cette maladie
dont elle avait sans doute apporté le germe de Marseille, et
mourut ainsi qu'un enfant en bas âge qu'elle allaitait, dans la
nuit du 3 au 4 octobre, à son domicile, rue d'Isly, nº 13. Il est
à remarquer que cette dame était déjà malade, le jour où l'on
donna l'entrée aux passagers de l'*Hermus* dont elle faisait partie,
et que son décès ainsi que celui de son enfant ne furent suivis
d'aucun cas de choléra dans le quartier pendant 46 jours, le
premier décès survenu dans cette partie de la ville n'ayant eu
lieu que le 18 novembre, rue du Vallon. Exemple remarquable
du peu de nocuité des cas isolés d'importation qui peuvent se
présenter en dehors du gros de l'épidémie.

Envahissement de la cité Bugeaud et du faubourg Bab-el-Oued.

Pendant ce temps la maladie continuait ses ravages au Dey et
s'étendait de cet hôpital à la cité Bugeaud et au quartier Bab-el-
Oued qui l'avoisinent.

« Dès le 3 octobre, dit M. le Maire d'Alger, dans son rapport
au Préfet, l'épidémie fait invasion dans la cité Bugeaud et dans
le faubourg Bab-el-Oued ; ce même jour, 3 décès sont constatés et se produisent principalement dans les maisons Giacobbi
et Santelli ; le 7, 3 nouvelles victimes succombent. »

« Je me suis transporté sur les lieux, accompagné de M. le
Commissaire central, et j'ai pu constater que les bassins de lavage de la maison Giacobbi pouvaient être une cause d'infection ;
j'ai fait immédiatement vider ces bassins, écouler les eaux sa-

vonneuses et couper les conduits pour éviter la stagnation des liquides, etc., etc. »

« Malgré ces précautions l'épidémie a continué à sévir dans ce quartier, et, du 7 au 19, il y avait encore 16 nouvelles victimes. »

C'est le cas, après cette citation, de signaler la belle conduite de l'autorité municipale qui n'a reculé devant aucun sacrifice pour améliorer la situation des pauvres habitants de ce quartier, la plupart Espagnols, qui trouvèrent d'abord dans MM. les Médecins de l'hôpital du Dey un premier et empressé secours.

Installation de secours médicaux à domicile.

Mais bientôt un service médical régulier était installé dans cette partie la plus éprouvée de la ville, par suite sans doute de l'influence de voisinage du grand foyer cholérique qui avait son centre à l'hôpital du Dey. MM. les docteurs Maurin, Gros, Alcantara et Collardot, furent, sur leur demande, chargés de ce service, avec l'assistance de M. Stéphann, interne de l'hôpital civil, et avec le concours des sœurs de St-Vincent de Paul chargées de la distribution des médicaments et des secours en nature.

Ce service médical à domicile eut, peu de temps après, son pendant à Mustapha-Inférieur, sous la direction médicale de M. Lelièvre et avec l'assistance pharmaceutique de M. Lauras, élève interne à l'hôpital civil.

Importation à l'hôpital civil.

— Le 11 octobre, un ouvrier boulanger, domicilié rue Porte-Neuve, 40, le sieur Michel, Louis, qui était allé passer quelques jours *aux carrières Bab-el-Oued*, est atteint et transporté à l'hôpital civil. C'est la première entrée de ce genre dans cet établissement.

— Le 12, ont lieu 5 nouvelles admissions cholériques, dont deux chez des femmes venant encore de Bab-el-Oued.

— Le 14, se présente un cas extérieur venant de l'Arbah ; c'est un fait qui doit se renouveler le 18 et le 26. Il y a là évidemment un foyer.

— Enfin, à partir du 17, éclatent dans les salles de l'hôpital jusqu'au 27 octobre, jour où s'arrête la situation statistique mise à notre disposition, 29 cas de choléra, tandis que dans le même temps il n'en vient que 10 du dehors.

Propagation par voie de voisinage au quartier de l'Agha.

Le quartier de l'Agha, aussi rapproché de l'hôpital civil que le quartier de la cité Bugeaud et de Bab-el-Oued l'est de l'hôpital du Dey, ne pouvait pas tarder à se ressentir de ce dangereux voisinage. En effet, quelques jours avant que l'épidémie eut fait son invasion en ville, l'Agha était envahi, surtout dans la portion la plus déclive du quartier, aux environs des bassins et du commissariat de police.

Placée entre deux grands foyers la ville est envahie à la date du 20 octobre.

Cependant, quoique ainsi placée entre deux grands foyers qui la menaçaient au nord et au midi, la ville demeura intacte encore quelques jours et ce ne fut qu'à la date du 20 octobre que l'épidémie prit véritablement droit de cité et suivit, jour par jour, la marche indiquée par le tableau suivant dressé par M. Devoulx sur les registres de l'état-civil.

Tableau de la marche du choléra en ville du 20 octobre au
7 décembre.

Octobre.
  20 rue Staoueli (1er décès en ville).
  22 — Sidi-Ferruch. — Constantine.
  25 — Impasse Orali.
  29 — d'Orléans.
  30 — Impasse Philippe.
  31 — Duquesne.

Novembre.
  1 rue de la Gazelle.
  3 — de la Giraffe.
  4 — Staoueli. — Adada.
  6 — Adada. — Passage des Consuls.
  7 — Staoueli.
  11 — Impasse du Liban.
  12 — Boulevard de l'Impératrice. — Adada.
  16 — Impasse du Liban.
  18 — Porte-Neuve. — des Lotophages. — du Cheval. — Bé-
          lisaire. — Doria. — du Carrefour. — du Vallon.
  19 — de l'État-Major. — Jénina. — Lalahoum. — Brueys. —
          de la Marine. — du Cheval. — des Trois-Couleurs. —
          du Coq.
  20 — 3 Couleurs. — Duquesne. — du Cheval. — de la Charte.
          — Mogador. — place Mahon.
  21 — Pompée. — Duquesne. — des Consuls. — du Cheval —
          des Lotophages. — de l'Arc. — d'Isly.
  22 — de l'Aigle. — Boutin. — de l'État-Major. — impasse de
          Chartres. — du Rempart. — de l'Abreuvoir.
  23 — de Chartres. — des Trois-Couleurs. — Joinville. — Tour-
          nant Rovigo. — Rampe du Palmier. — Isly.
  24 — Sainte. — Napoléon. — Trois-Couleurs. — Isly.
  25 — Porte-Neuve. — de la Charte. — des Consuls. — de la
          Violette. — place Mahon.
  26 — Tournant Rovigo. — de l'Abreuvoir.
  27 — Pompée. — de la Marine. — des Consuls.
  28 — des Numides. — Rovigo.
  29 — Pompée. — Porte-Neuve. — Tanger.
  30 — Trois-Couleurs. — place Bugeaud.

Décembre.
  1 — Navarin.
  2 — Villegagnon. — Impasse Silène.
  3 — des Lotophages. — Navarin. — Mogador. — Impasse Si-
          lène.
  4 — des Mulets.
  5 — Sidi-Rhamdan. — Rovigo. — Mogador.
  7 — Mogador.

Centres épidémiques de la ville.

En consultant ce tableau, les personnes qui connaissent Alger verront que l'épidémie s'appesantit surtout dans le massif compris entre la rue Bab-el-Oued et celle de la Marine, quartier traversé par des égouts nombreux mal entretenus et à pente trop faible dans lesquels les déjections des fosses d'aisance ne trouvent point un prompt et facile écoulement.

Influence fâcheuse des tanneries dans le quartier d'Isly
et ailleurs.

La présence si regrettable des tanneries infectes qui, en dépit des réclamations incessantes des habitants, déshonorent le quartier d'Isly et arrêtent le développement de cette belle partie de la ville, semble avoir eu aussi une influence fâcheuse sur la propagation du choléra dans le faubourg Bab-Azoun. Eu égard, en effet, au chiffre de la population, c'est ce quartier qui fut le plus frappé, puisqu'il fournit, à lui seul, plus du tiers des décès.

Ce qui confirme, dans l'idée de cette action pernicieuse des tanneries du quartier d'Isly, c'est que la plupart des cas de choléra se sont produits autour de ces foyers d'infection putride. C'est aussi que tous les observateurs sérieux qui ont écrit sur le choléra n'ont point manqué de relater l'action nuisible du miasme animal pendant le règne épidémique.

Sur d'autres points, d'ailleurs, au Ruisseau particulièrement, et à Mustapha, les tanneries furent également un point de prédilection pour le choléra.

Effets nuisibles du méphitisme des fosses d'aisance.

Le méphitisme des fosses d'aisance fut, d'autre part, dans le plus grand nombre des maisons envahies, une des causes adjuvantes les plus puissantes des faits cholériques ; aussi est-il rare que dans ces maisons il n'y ait pas eu plusieurs victimes. Cependant, il faut bien reconnaître que cette cause, qui ne manque point dans le haut de la ville, n'a pu suffire à y développer la maladie. Mais ici, la forte inclinaison du sol, en ouvrant aux déjections animales une issue prompte et facile dans les égouts à pente raide qui sillonnent le quartier, n'a pas peu contribué, sans doute, au dégagement des produits contagieux.

Résumé de la marche du choléra à Alger.

On voit par ce qui précède quelle a été, l'an dernier, à Alger la marche du choléra et l'on doit remarquer qu'elle a peu différé de la propagation épidémique des invasions antérieures. En effet, les centres de rayonnement cholérique, à l'aide desquels l'épidémie s'est généralisée, sont, en suivant l'ordre de leur formation successive : la Salpétrière, l'hôpital militaire, les casernes, la cité Bugeaud et le faubourg Bab-el-Oued, l'hôpital civil, l'Agha et Mustapha inférieur, enfin, en ville, les bas quartiers et, en dernier lieu, le faubourg Bab-Azoun ou quartier d'Isly.

En d'autres termes, apporté de Marseille à la Salpétrière par un détachement d'infirmiers, le choléra s'est introduit à l'hôpital du Dey, son réceptacle ordinaire, d'où il s'est très vite étendu aux casernes par voie de contamination directe, et, par influence de voisinage, à la cité Bugeaud et au faubourg Bab-el-Oued ; de là transporté à l'hôpital civil, autre foyer principal tout préparé, il a rayonné sur l'Agha par voie de contiguité et bientôt sur toute la ville, reproduisant une fois de plus son mode habituel de propagation.

Double exemple d'avortement épidémique par l'évacuation en masse des foyers cholériques.

Dans la marche du choléra au faubourg d'Isly, deux faits de même nature, bons à citer, signalèrent dans ce quartier la fin du règne épidémique : c'est d'abord l'envahissement cholérique du grand pensionnat des sœurs de la doctrine chrétienne et celui du collége impérial arabe-français ; ensuite, c'est la cessation subite de tout accident chez les personnes sorties de ces deux foyers immédiatement supprimés par l'évacuation en masse des deux maisons. Grâce, en effet, à cette mesure opérée sans aucun délai, on n'eut à déplorer que la perte de 2 victimes de l'épidémie dans chacun de ces établissements. Double épreuve qui indique la conduite à tenir dans le cas d'envahissement des hôpitaux, des casernes, des pénitenciers, des prisons ou de toute autre agglomération de personnes en un lieu quelconque, sans en excepter les maisons populeuses des villes.

Le choléra à l'hôpital civil.

Nous l'avons déjà dit : c'est à la date du 11 octobre, que l'hôpital civil reçut du faubourg Bab-el-Oued son premier cholérique. Pendant la durée épidémique, 83 malades de cette catégorie furent traités dans les divers services de cet établissement, et plus particulièrement par M. le docteur Ferrus, médecin en chef.

En somme, 31 cholériques vinrent du dehors et 52 cas se déclarèrent à l'hôpital.

Ces malades, au point de vue de la nationalité et du sexe, se divisent ainsi qu'il suit :

Français....	Hommes et Garçons..... 23	44		
	Femmes et Filles 21			
Étrangers...	Hommes et Garçons..... 12	22	83	
	Femmes et Filles....... 10			
Indigènes...	Hommes et Garçons..... 16	17		
	Femmes et filles........ 1			

Le chiffre de la mortalité est représenté par 61 décès ainsi divisés :

Français....	Hommes.............. 17	30		
	Femmes.............. 13			
Étrangers...	Hommes.............. 8	16	61	
	Femmes.............. 8			
Indigènes...	Hommes.............. 14	15		
	Femmes.............. 1			

Exemple de l'efficacité de l'isolement pour arrêter, à leur début, les épidémies de choléra.

Mais un fait épidémique très important, dans cette histoire de l'invasion cholérique de 1865, est certainement celui qui s'est produit au camp de la légion étrangère, à l'Oued-Bridja.

Un détachement du régiment étranger, fort de 360 hommes, presque tous Allemands ou Belges, parti de la ville d'Aix le 22 septembre, à destination de Blidah, avait été transporté par le chemin de fer à Toulon alors ravagé par le choléra, et aussitôt embarqué sur le transport à vapeur *le Jura* qui mit immédiatement le cap sur Alger.

Mais l'importation cholérique tout récemment opérée dans cette ville par le détachement d'infirmiers venus de Marseille avait donné l'éveil sur le danger de recevoir, pour le moment, des troupes venant de France, sans les soumettre à une quarantaine quelque peu prolongée. Des ordres avaient donc été donnés à l'effet d'isoler, à quelque distance de Sidi-Ferruch, le détachement attendu, qui débarqua le 27, et vint camper sous la garde d'une compagnie du 77° de ligne et sous la direction médicale de M. Utz, médecin aide-major, sur un terrain bas et nu, au voisinage d'une source se déversant dans le lit alors à sec de l'Oued-Bridja.

Il était temps que cette mesure de sage prévoyance fut mise à exécution, car du 30 septembre au 1er octobre, 3 jours, par conséquent, après le débarquement et 5 jours après le passage à Marseille, 2 cas de choléra, dont 1 mortel, éclataient au camp. Le surlendemain, 3 octobre, l'explosion cholérique était complète, se manifestant par 19 atteintes dont 9 mortelles dans la journée même.

Cette situation grave, qui mit en relief l'esprit de courageuse fermeté du jeune médecin du camp, appelait un prompt abandon du terrain occupé, l'espacement des tentes et leur installation sur un lieu élevé et mieux ouvert aux brises du large.

C'est ce qui fut fait dans la journée du 4, d'après les indications de M. le Médecin en chef de la division accouru sur les lieux, accompagné d'un médecin du Dey, M. le docteur Cocud, médecin-major de 1re classe, qui prit la direction sanitaire du détachement et des malades cholériques.

Est-ce sous l'influence du changement de localité et du campement mis en de meilleures conditions hygiéniques que l'épidémie, qui avait déjà acquis la veille de si grandes proportions, se trouva tout d'un coup réduite de 10 cas sur la journée précédente, et n'en offrit plus que 3 le lendemain et 2 le surlendemain ? C'est au moins très probable, sinon, tout-à-fait certain.

Quoiqu'il en soit, on peut dire que, dès la levée du premier camp, l'épidémie décrut avec une rapidité surprenante et qu'elle était déjà éteinte le 21 septembre, après avoir frappé 40 soldats de la légion, dont 25 mortellement, et 7 du 77e de ligne qui ne compta que 2 victimes.

« C'est ainsi, dit M. le docteur Périer, dans son rapport à S. Exc. Monsieur le Maréchal de Mac–Mahon, que s'est terminée l'histoire cholérique de ce détachement, intéressante à plus d'un point de vue : par l'imprégnation du détachement pendant sa course rapide d'Aix à Toulon, et peut-être aussi pendant la traversée ; par l'extension de l'influence morbide au détachement du 77e, qui a été frappé à peu près en même temps que les hommes qui l'ont contaminé ; par le coup épidémique qui frappe deux jours de suite la légion à la manière d'un ouragan ; par l'innocuité relative des cas qui se manifestèrent après ces journées. » Exemple bien remarquable, ajouterons-nous, d'un avortement d'épidémie cholérique par l'application du principe contagioniste !

DEUXIÈME PARTIE

CHAPITRE PREMIER

CAUSES DU CHOLÉRA

§ 1. Cause effective.

— CONTAGION. —

Raisons anciennes du retard apporté à la reconnaissance du principe contagieux du choléra, — la vérité, sur ce point, trouve encore aujourd'hui le même obstacle.

Sans se déclarer et se montrer *contagionistes*, les auteurs du Compendium de médecine pratique, MM. de la Berge et Monneret, écrivaient ce qui suit en 1857 :

« Le mode de propagation du choléra dans l'île de France en 1829, (Quesnel) ; de transmission dans les îles de Bombay, de Ceylan, de Sumatra, de Pennang, par le moyen de vaisseaux ou de barques, (Leuret) ; sur le continent par les caravanes, par les pélerins et les fuyards, par des individus isolés, (Moreau de Jonnès), *semblent prouver suffisamment les propriétés contagieuses du choléra*. Nous n'ignorons pas qu'on a critiqué ces différents faits, que, tandis que M. Moreau de Jonnès annonçait l'importation du choléra à Orenbourg, par une caravane, M. de Humbold écrivait que le choléra existait dans cette localité, trois mois avant l'arrivée de la caravane prétendue importatrice. Nous savons encore que si Legallois et M. Brière de Boismont ont soutenu l'*importation* du choléra de Russie dans les armées polonaises, M. Dalmas a jugé téméraire une semblable assertion. A chaque instant nous sommes arrêtés par ces contradictions. »

N'est-ce pas encore ce qui se produit de notre temps?

Vous arrivez avec des faits récents, observés avec soin ; puis par un retour sur le passé, entrepris sans idée préconçue, sans parti pris, vous rencontrez, en très grand nombre, des faits de même nature, survenus de la même manière dans la localité et le pays que vous habitez ; vous les avez recueillis, à force de veilles, par des recherches minutieuses, faites avec la rigueur de la plus consciencieuse investigation ; ensuite, entraînés par l'évidence, vous les avez groupés et interprétés dans le sens du vrai et de l'utile ; mais un théoricien dont le nom est connu, dont la position impose, dont la parole est écoutée, invinciblement attaché aux idées qu'il s'est faites, viendra, de loin, en s'appuyant sur une ou deux circonstances en apparence contradictoires, qu'il n'a pu voir ni contrôler, ruiner d'un mot votre ensemble de preuves si laborieusement rassemblées et repousser, de bonne foi, les moyens de salut que vous apportez.

Tel est, depuis 33 ans, l'obstacle de la doctrine qui fait du choléra une maladie contagieuse, et tel est l'écueil qui s'offre à nous tout d'abord, sans compter le risque d'éveiller les susceptibilités quelquefois trop vives de ceux qui ne partagent pas nos opinions.

Cependant l'histoire des neuf épidémies de choléra qui, depuis 1835, ont ravagé la ville d'Alger, ne peut, il nous semble, laisser aucun doute aux esprits impartiaux sur le mode d'invasion du fléau destructeur. L'*importation* par mer est huit fois évidente et sept fois au moins elle eût été évitée sans le fatal entraînement des idées reçues en matière de préservation sanitaire.

Erreur des gens du monde sur le sens des mots *épidémie* et *contagion*, appliqués au choléra.

On vit d'erreur dans le monde, en se payant de mots dont on néglige d'approfondir la valeur et la portée.

Le mot *épidémie*, avec le sens vague et général qu'on lui accorde, n'a pas peu contribué, pour sa part, à égarer l'opinion sur la nature du choléra qu'on se représente depuis trop long-temps comme une maladie livrée aux quatre vents du ciel, sans barrière ni obstacle, et dont on fait voyager le germe insaisissable avec les courants atmosphériques.

Beaucoup de personnes, même des plus instruites, trouvent dans le terme *épidémie* un sens tout-à-fait opposé à celui de *contagion*, comme si l'épidémie n'était pas, le plus souvent, l'effet même de la contagion !

La petite vérole en est un exemple : elle est *contagieuse* dans sa cause, *épidémique* dans ses effets, c'est-à-dire par suite du grand nombre de personnes qu'elle frappe à la fois.

La grande invasion cholérique de 1865 aura eu au moins sur ses devancières l'avantage de redresser bien des erreurs et d'effacer bon nombre de préjugés.

« Si nous ne sommes pas plus avancés, sous le rapport thérapeutique que lors des invasions précédentes, dit M. Espagne (1), au point de vue de l'étiologie, nous avons fait un pas immense. Nous ne sommes plus réduits à nous incliner empiriquement devant le *quid divinum* hippocratique ; la théorie de l'épidémie devient presque accessible à nos moyens humains. Le choléra de 1865 est *d'origine infectieuse* ; les points où il a sévi ont reçu l'importation directe des *semina* ou des contages issus de la région primitivement atteinte. »

---

(1) *Gazette hebdomadaire de médecine,* 21 septembre 1865.

Originairement *infectieux* et *endémique* le choléra est *contagieux* et
épidémique en dehors du sol natal. — Distinction entre l'infection et
la contagion. ,

Mais, dirons-nous, si le choléra est *infectieux* à son point
d'origine, c'est-à-dire, dans le delta du Gange, son berceau
séculaire, où il existe à l'état *endémique*, il est *contagieux* assurément dans sa propagation épidémique en dehors du sol
natal. Car, en définissant bien les termes dont nous nous ser-
vons, si le mot *infection* présuppose un milieu atmosphérique
contaminant et un foyer morbifique établi, sans transmission
d'individu à individu, la *contagion* exprime au contraire cette
transmission, soit directe soit indirecte, par une des trois voies
ouvertes dans le corps de l'homme à l'action de l'agent spécifique, la *peau,* le *tube digestif* et surtout la *surface pulmonaire.*
Le sol, l'atmosphère, le milieu, en un mot, suffisent aux maladies infectieuses ; aux affections contagieuses, il faut l'homme
lui-même, comme source et comme moyen principal de transport du principe morbifique spécial, qui est lui-même un produit humain. Certes, il est temps d'être fixé sur la différence
qui existe entre les maladies purement infectieuses et celles qui
sont réellement contagieuses, car au fond de cette distinction se
trouve une question de vie et de mort pour l'humanité.

Le foyer infectieux ne se déplace pas ; il est fixe avec sa
cause productrice, tandis que le foyer contagieux est de sa nature essentiellement voyageur, et cette propriété de déplacement
ou plutôt de propagation est un des signes auxquels on peut
toujours le reconnaître.

L'agent contagieux échappe à la loi de l'action infectieuse
posée par M. de Champesme, car on ne peut pas dire de lui qu'il
décroit en raison directe du cube des distances ; ou plutôt, il se
rit de toutes les lois, il franchit les barrières naturelles des
miasmes ; les cours d'eau, les mers ne l'arrêtent point ; au contraire, ils servent à son expansion ; les forêts ne sont pas contre
lui un écran salutaire ; pour lui l'altitude des terrains est un

moyen d'atténuation mais non une limite ; les climats, les saisons, les variations atmosphériques n'ont sur lui d'autres influences que celle qu'ils exercent sur les principes fermentescibles. Comme l'homme, il est cosmopolite, parce qu'il tient à l'homme et qu'il vient de lui, quand il l'a une fois touché.

A tous ces titres donc, le choléra est essentiellement contagieux, et c'est par cela même qu'on parviendra à le détruire, sinon à le guérir, parce qu'il est saisissable et accessible à nos moyens de séquestration et d'éloignement.

La doctrine contagioniste et la doctrine contraire
jugées par leurs effets.

La doctrine non contagioniste, qui est forcément celle de l'impuissance, est enfin jugée : elle a fait son temps. Le bon sens populaire des gens de Messine, en repoussant violemment le choléra, l'a tuée à coups de fusil, quand, d'autre part, la vraie science et la saine observation lui portaient le coup mortel.

Dans la séance du 30 octobre dernier de l'Académie des sciences, M. Chevreul, à propos du choléra, a fort bien posé les termes qui doivent servir à juger la double doctrine de la contagion et de la non contagion. Pour ce savant, *la doctrine non contagioniste*, au point de vue de la *science pure*, stérilise et arrête l'étude du choléra, comme elle frappe d'impuissance la hérapeutique de la maladie ; tandis que la doctrine contagioniste pousse impérieusement aux recherches sur l'essence de l'agent cholérique, sur la nature de l'air ambiant, sur les microphytes et les microzoaires de l'atmosphère, sur la comparaison de l'anatomie normale et pathologique, et enfin sur les moyens propres à neutraliser le principe morbifique *intùs et extrà*.

Au point de vue de la santé publique, la doctrine non contagioniste est celle du laisser faire ; elle ne sait, ne veut et ne peut préserver. Avec elle aucune précaution n'est nécessaire. L'autre, au contraire, s'ingénie à trouver les moyens de préservation, et, grâce à son bon vouloir, à son zèle scientifique et au feu sacré qui la dirige, elle arrivera certainement à sauver les populations de nouvelles invasions du fléau.

Déclaration de principes.

Nous sommes donc contagionistes, non des contagionistes de la veille, car il y a très peu de médecins qui aient ce mérite, mais des contagionistes de bonne foi, entraînés par une tardive évidence, et nous pensons que beaucoup de nos confrères le seront avec nous, quelle que soit leur part dans les erreurs d'un passé qui nous est commun. Nous espérons surtout qu'ils ne craindront pas de pousser avec nous le cri d'alarme qui, pour tout le monde, ne peut être qu'un signal de salut, et même un moyen d'apaisement des terreurs populaires.

Dangers du silence sur les invasions de choléra et sur les phases de leur développement.

La peur de la peur est mauvaise conseillère et souverainement désastreuse, en fait de choléra ; le mot *contagion* dût-il, après tout, créer quelques lâches abandons de malades, qu'il faudrait encore l'inscrire sur notre drapeau, parce que d'abord il est *vrai*, et que lui seul aura le pouvoir de vaincre l'esprit d'indifférence et de routine ou de mercantilisme étroit qui pourraient, dans la situation présente des choses, faire obstacle aux mesures internationales et locales de préservation.

« Attentif aux impressions du public, disait, le 13 octobre dernier, M. le docteur Dechambre, rédacteur en chef de la *Gazette hebdomadaire de médecine*, nous avons bien vu un certain nombre de personnes se faire, de l'incertitude où on les tient, un lit de repos : ce sont les gens sédentaires et doués d'un caractère pacifique ; mais combien d'autres se font ce raisonnement assez naturel que le mal étant avéré, si on le dissimule,

c'est qu'il est grave ! Combien qui se mettent en quête de nouvelles et qui reviennent l'imagination remplie de fantômes ! C'est
un axiôme de la sagesse des nations que toute rumeur publique
grossit d'elle-même : *Crescit eundo* ; heureux, quand elle s'ar--
rête devant l'évidence de la réalité ! »

La *peur du mot choléra*, dont nous connaissons les funestes
effets au début de toutes les invasions qui ont désolé la ville
d'Alger, fera-t-elle place maintenant à la peur du mot *contagion*
qni revient de droit à la production de l'épidémie ? Chacun sait
les affreux ravages opérés dans nos possessions transatlantiques
des Antilles par le choléra débarqué à la Guadeloupe des flancs
d'un vaisseau venu de Marseille ; mais bien des personnes
ignorent que cette épouvantable épidémie aurait pu probablement être considérablement diminuée par des mesures de préservation que la peur de la peur a fait négliger.

« Taire la vérité est, croyons-nous, un déplorable système, dit
le journal *L'Avenir de la Guadeloupe*, dans son numéro du 9
janvier dernier. Si, à l'invasion du choléra à la *Pointe-à-Pitre*,
ce mot redoutable, prononcé par deux de nos médecins n'eut
pas été étouffé, pour ne pas effrayer la population, des mesures
plus sévères eussent été prises pour isoler tout le reste de la
colonie du point contaminé, et la malheureuse *Basse-Terre*,
Marie Galante, les Saintes et la Désirade eussent été peut-être
préservées. »

Aussi croyons-nous devoir opposer à ce fait si regrettable un
fait tout opposé qui eut lieu presque en même temps dans nos
parages africains, fait qui nous est rapporté par notre honoré
confrère, le docteur Alcantara.

« Dans le courant du mois d'août dernier un bateau à vapeur
chargé de pèlerins musulmans se rendant d'Alexandrie au Maroc, arriva à Mahon pour y purger sa quarantaine ; mais le
choléra ayant éclaté à bord, les malades furent reçus et canton-
nés dans le lazaret situé à l'entrée du port, à une distance de
quatre milles de la ville. La maladie, ainsi isolée, s'éteignit

d'elle-même, sans faire même beaucoup de ravages parmi les quarantenaires, et la ville fut complètement épargnée.

Mais ce n'est pas tout : au mois de septembre, le choléra *importé de la côte d'Espagne* éclata à Palma (île de Majorque), très voisine de Mahon. Palma, grâce à de sages précautions d'éloignement des navires suspects, avait toujours échappé au fléau, dans ses diverses apparitions méditerranéennes. Cette fois, il s'y établit et ravagea l'île tout entière. Bientôt aussi, il franchit l'étroit chenal qui sépare Alcudia de Ciudadela, points les plus rapprochés des deux îles. Pendant six semaines, le choléra sévit dans Ciudadela avec une violence extrême. Mahon, menacé de très près, sut cependant encore se garantir, grâce à un cordon sanitaire que la disposition particulière des lieux permit d'établir, sans souci de la peur à éveiller parmi les populations de l'île.

Nature du principe contagieux

La contagion cholérique étant admise et reconnue vraie, avec la réserve toutefois et dans la mesure des conditions individuelles qui créent la *prédisposition*, *l'aptitude* ou *l'immunité*, il importerait, sans doute, de déterminer quelle est la nature du *contagium*, et de savoir si c'est un *ferment*, un *virus*, ou tout autre *principe morbifique*, mais la science n'a point encore prononcé sur ce point, malgré les progrès de l'analyse chimique et microscopique, et l'étude déjà si avancée des maladies zymotiques.

Toutefois, il est probable que le produit de l'altération anatomo-physiologique signalée depuis 1852 par M. Serres, sous le nom de *psorentérie*, comme *le caractère pathognomonique* du choléra, constitue l'un des éléments matériels pathogéniques de la maladie. Chacun sait que ce caractère consiste dans la présence d'un nombre considérable de pustules qui intéressent, à l'exclusion des glandes agminées de Payer, les glandes de Brunner et celles plus déliées encore de Lieberkühn, et que les selles riziformes ou psorentériques des cholériques sont le produit de cette altération. Aussi, à l'exemple de M. le Dr Worms, qui dit s'en être bien trouvé dans le dernier choléra de Paris, et à l'imitation de M. le Dr Périer, qui en a fait tout autant à l'hôpital du Dey, nous ne pouvons trop recommander la désinfection des matières excrémentitielles des cholériques.

« Il est impossible, dit M. Worms [1] dans son savant mémoire sur l'invasion et le mode de propagation du dernier choléra, il est impossible de faire dans l'action générale, la part qui revient à chacun des éléments de la transmission ; mais les faits semblent prouver que les dejections et les objets souillés sont les agents les plus dangereux. Une circonstance actuelle rend cette supposition vraisemblable. Environ 160 cholériques reçus depuis six semaines, à l'hôpital militaire du Gros-Caillou, y ont été traités dans le service du médecin en chef, M. Worms. Toutes les déjections ont été reçues dans des vases bien clos, et mélangés avec une solution de sulfate de fer au huitième ; tous les linges ayant servi ont été plongés dans l'eau chlorurée. Est-ce un résultat, est-ce une coïncidence ? Jusqu'à présent aucun cas de choléra n'a éclaté dans les salles réservées aux autres malades, et qui ne sont éloignées que de 30 mètres environ du service spécial et aucune personne attachée au service médical n'a été atteinte. »

Ce que nous avons dit de l'action si évidemment nuisible du méphitisme des fosses d'aisance dans le choléra d'Alger de 1865 confirme l'idée de la présence du produit contagieux dans les selles des cholériques.

D'un autre côté l'immunité des numéros pairs des rues tandis que les impairs sont tous frappés, comme cela a été vu en bien des villes et notamment à Alger, dans quelques-unes

---

[1] Extrait de la *Gazette hebdomadaire de Médecine*, numéro du 10 novembre 1865.

des anciennes épidémies, est un fait qui concourt aussi à cette démonstration, car il ne peut s'expliquer que par la communication des fosses d'aisance d'un des côtés de la rue, tandis que la rangée opposée des maisons est garantie de cette communication par l'épaisseur et par l'imperméabilité de la chaussée.

Enfin, l'omission de l'établissement et de l'entretien de *feuillées* dans les campements de troupes et, par suite, l'accumulation à la surface du sol des matières fécales, ne doivent pas être étrangères aux graves explosions cholériques qui frappent souvent les bivouacs et les camps, de même que la cessation épidémique, par le simple changement de terrain, semble indiquer l'effet de la soustraction à cette cause.

Expériences de M. Thiersch avec les déjections cholériques.

Du reste, les expériences directes faites à Munich en 1855 par M. Thiersch, sur des souris, avec les déjections cholériques, nous paraissent, à ce point de vue, à peu près concluantes.

Sur 104 souris ayant ingéré du papier imbibé de matière cholérique et désséché, celles qui ont été soumises à l'ingestion des déjections fraîches n'ont offert aucun symptôme morbide ; tandis que sur 34 qui avaient avalé du papier trempé dans des déjections anciennes, de 3 à 9 jours, 50 devinrent malades et 12 moururent.

Les symptômes qu'elles présentèrent furent des selles aqueuses, la disparition de l'odeur de l'urine, puis la suppression de celle-ci ; enfin quelques-unes offrirent, avant de succomber, une raideur tétanique. Il n'y eut jamais de vomissements.

Les papiers imbibés de déjections plus anciennes ne produisirent aucun effet.

Rappelons que M. Thiersch conclut des faits observés par lui, « qu'il se développe dans les déjections cholériques, et cela dans l'intervalle compris entre le *troisième et le neuvième jour* après leur émission, un agent qui, introduit dans l'organisme des animaux sur lesquels il a expérimenté, a produit un mal souvent mortel et présentant des lésions intestinales et rénales semblables à celles que l'on rencontre dans le choléra. »

A en juger par certaines explosions cholériques d'Alger sous l'influence du sirocco, on peut, à coup sûr, conclure que les trois jours d'innocuité des matières cholériques observées à Munich, se réduiraient ici à moins de 24 heures : nouvelle preuve de la nécessité d'agir vite et bien, et d'éviter les surprises dans les dispositions préservatives à prendre contre de nouvelles invasions !

« Dans le cours de ces expériences, lisons-nous à la page 541 des comptes-rendus du premier semestre de cette année de l'Académie des sciences, M. Thiersch a été frappé de la rapidité avec laquelle les déjections cholériques se couvrent de champignons. D'après ce fait important, il se demande, avec raison, si ces parasites imprégnés ainsi de l'agent morbifique, se répandant ensuite dans l'atmosphère, ne pourraient pas devenir les véhicules du poison qui s'introduirait avec eux dans l'organisme de l'homme. »

Nature probable et mode d'action du principe contagieux cholérique.

D'autre part, les hauts aperçus de thérapeutique générale que M. le professeur Bouchardat (1) a développés dans son annuaire de thérapeutique de cette année renferment de précieuses indications sur la nature probable de l'agent cholérigène et sur son mode d'action. Pour ce savant, le principe toxique du choléra, qu'il rapporte aux matières fécales des cholériques, se rapproche des ferments du second ordre et, par conséquent, des virus; il en fait une espèce distincte sous le nom de *miasmes spécifiques*. « L'existence de particules matérielles excrétées par un malade, absorbées par un individu sain, auquel elles communiquent la même mala-

---

(1) Des poisons, des venins, des effluves, des virus, des miasmes spécifiques dans leurs rapports avec les ferments, pages 299 et suivantes.

die que celui dont elle émane, ne saurait être niée, dit-il. C'est une action si complètement analogue à celle des virus, que se refuser à croire à l'identité des causes, c'est, pour ainsi dire, nier l'évidence. Le virus est sous forme liquide, le miasme spécifique sous forme de poussière ténue que l'air transporte. Le véritable réactif, c'est le corps de l'homme; les manifestations de la maladie spécifique, voilà les réactions dont le médecin a constaté tous les détails avec une merveilleuse minutie. »

« Le miasme spécifique c'est un *virus* desséché sous forme de poussière, *transmis par l'air*, au lieu d'être transmis par l'aiguille à inoculation »

« On s'évertuera inutilement à chercher la cause déterminante ordinaire du choléra, de la fièvre jaune, de la fièvre typhoïde, du typhus feber, etc., par une raison bien simple, c'est que cette cause est comme celle de la variole, de la scarlatine, de la rougeole, au moins dans ce qu'elle a d'essentiel. »

Recherche de la nature du germe cholérique et des moyens
d'en détruire ou arrêter la végétation.

Nous devons à l'obligeante communication d'un des médecins d'Alger, de notre excellent confrère, M. Andrëini, la connaissance de faits très intéressants empruntés, à diverses époques, au bulletin des sciences médicales de la Faculté de Bologne, qui appuieraient fortement notre démonstration de la contagiosité cholérique. Mais, cette démonstration nous paraissant suffisamment établie par l'histoire des neuf épidémies d'Alger, nous nous bornerons à retirer du bulletin médical de la Faculté de Bologne du mois de janvier dernier, la note suivante qui nous semble indiquer la meilleure voie à suivre, pour la détermination de la nature du germe cholérique, et des moyens propres à le détruire ou à en arrêter la végétation.

« Pendant la courte réapparition à Bologne en 1865 du fléau asiatique, les professeurs Ercolani et Taruffi ont constaté que, dans les déjections cholériques, nage une quantité très grande de spores et de micéliums, tandis que les vibrions sont rares, inconstants et propres seulement à la matière des selles. »

« Les spores réagissent à la teinture d'iode, et ne sont pas détruites par les solutions acides ou alcalines capables de décomposer les formes animales. »

« Les matières évacuées depuis 24 heures contiennent une quantité fort accrue de spores et de micéliums, et l'on peut en arguer que cette végétation cryptogamique est facile et rapide en dehors du corps humain. »

« La réaction amygdalique ne peut s'obtenir, qu'en neutralisant l'acidité des matières vomies ; alors, l'odeur d'amandes amères se fait sentir de suite et le mélange se maintien intact pendant trois jours. »

« Les souris blanches auxquelles on avait administré du pain trempé dans les matières cholériques ont été atteintes de diarrhée, mais non de choléra. »

A la suite de ces opérations et expériences, le professeur Ercolani se proposait de les poursuivre pour constater :

1° La présence d'une algue dans les évacuations cholériques ;

2° sa végétation et son accroissement en dehors du corps humain ;

3° l'existence d'une substance capable d'arrêter ou de détruire cette végétation ;

4° la transmission ou non du choléra à des animaux de même espèce, par l'ingestion des matières cholériques traitées par cette dernière substance.

Mais ce plan expérimental, qui nous semble fort rationnel, a dû rester à l'état de projet par suite de la cessation de l'épidémie.

9

A ceux qui nieraient que les animaux fussent susceptibles d'avoir le choléra et de le contracter de l'homme par la contagion, nous opposerons l'article suivant du *Moniteur algérien* du 5 septembre 1850.

« Le fléau apporté de Sidi-Okba, s'est déclaré à Biskra le 2 août avec violence. Le sirocco a augmenté la mortalité.

Le *choléra a frappé les animaux* avec la même violence que les hommes (chiens, bestiaux, volailles). »

« On voyait les animaux atteints tomber subitement et mourir en tordant leurs membres contournés ; la volaille avait le cou tordu en arrière. »

Le principe cholérigène est-il seulement dans les
déjections cholériques ?

Cependant, est-ce dans les déjections gastro-intestinales seulement que résiderait le principe cholérigène ? L'observation suivante fournie à la *Gazette médicale* de l'Algérie par M. Miguérez, à la date du 25 février 1856, tendrait à prouver que ce principe peut exister dans les liquides normaux de l'organisme, dans le lait en particulier.

« Le 10 septembre 1850, dit notre confrère, M. Miguérez, je fus appelé à donner mes soins à la femme Dominique Martinez, de Courogne (Espagne), qui nourrissait un jeune enfant depuis quelques mois. Le choléra l'avait frappée d'une manière intense. Je la trouvai glacée, violette et presque sans pouls. »

M. Miguérez, devant ce cas d'une extrême gravité, se rappelant le succès rapidement inespéré qu'il avait obtenu auprès d'une autre Espagnole, pendant le choléra de 1849, par la succion opérée sur les seins engorgés, à l'aide d'une ventouse terminée par un long bec ouvert à son extrémité, renouvela cette fois son opération et obtint le même résultat.

« Mais peu de temps après l'extraction du lait effectuée de cette façon, ajoute M. Miguérez, je commençai à éprouver dans la bouche une sensation de siccité analogue à celle que produit l'ingestion d'un liquide un peu alcoolisé. Cet état se poursuivit jusqu'à produire sur la muqueuse bucco-gengivale une complète anesthésie ; survinrent alors des douleurs sus-orbitaires très intenses et très prolongées dans toute l'étendue du front et des tempes, puis une sensibilité des plus pénibles à l'épigastre avec dyspepsie, courbature, malaise général et épreintes abdominales. J'eus, en définitive, des selles toujours plus abondantes, émises presque involontairement, l'inertie ayant totalement envahi le rectum et le sphincter. »

Une note du rédacteur du journal, qui relève justement ce trait de courage professionnel de notre confrère, appelle l'attention sur ces phénomènes morbides dignes d'être médités au point de vue de la contagiosité immédiate du choléra.

« A Strasbourg, dit M. A. Bertherand dans cette note, notre confrère et ami, le docteur Eissen, a vu plus de quinze enfants allaités par des mères cholériques succomber avec elles et même sans elles. Dans ces derniers cas, comme dans celui du médecin d'Alger, la transmission a-t-elle eu lieu par inoculation ou par infection ? Sans doute la thèse est complexe, et il se présente bien des arguments à débattre dnas les deux hypothèses ! »

Nous ne compterons pas les cas si nombreux et si manifestes de contagion qui ressortent de l'historique des neuf épidémies du choléra d'Alger.

Notre interprétation des faits, à mesure qu'ils se présentaient dans cet historique, nous dispense d'y revenir.

Faits négatifs et faits positifs.

Nous avouons toutefois qu'on pourrait nous opposer bon nombre de faits de l'ordre de ceux que l'on a appelé *négatifs*. C'est ainsi qu'ou pourrait nous demander comment il se fait que, dans la dernière épidémie, pas un des médecins civils ou militaires d'Alger n'ait été frappé par le fléau ?

Sans croire tout-à-fait et sans dire, avec M. Marchal de Calvi, que *c'est une aberration logique voisine d'une véritable infirmité intellectuelle de prétendre que les faits négatifs soient aussi positifs que les faits affirmatifs,* nous répondrons que la dernière épidémie est une des plus faibles de toutes celles qui aient éclaté à Alger ; qu'ensuite la plupart des médecins de cette localité sont des praticiens déjà bien des fois éprouvés, et, par conséquent, doués d'une grande force de résistance contre l'action épidémique ; enfin, nous ferons observer que des mesures hygiéniques excellentes prises en ville et surtout dans les hôpitaux, suivant les principes contagionistes, par ceux mêmes qui ne croyaient pas à la contagion, ont dû protéger puissamment le personnel médical et tous les individus qui l'assistaient auprès des malades. On pourrait bien, pourtant, citer quelques victimes parmi ces derniers. En tout cas, il ne serait pas difficile de faire voir que les médecins de l'armée d'Afrique ont eu à payer un large tribut au choléra, depuis 1835.

Mais quel fait plus *positif* et plus *concluant* en faveur de la doctrine de la contagion, que le fait en apparence si *négatif*, cité par le professeur Max de Pettenkofer dans la *Gazette d'Augsbourg* de 1865 (nᵒˢ 362-364).

Pendant que le choléra régnait, il y a un an, à Altenbourg, à la suite d'une importation opérée par une dame et par son enfant venant d'Odessa, on reçut les cholériques indigents dans un hospice d'incurables, au rez-de-chaussée d'un bâtiment dont les étages supérieurs étaient habités par les pensionnaires de la maison.

« Sans exagération, dit M. de Pettenkofer, on peut comparer l'établissement d'un hospice d'incurables au-dessus d'un hôpital de cholériques, à une accumulation de poudre au-dessus d'une forge. Et cependant, pendant plus de deux mois que dura cet état de choses, pas un employé, pas un pensionnaire ne contracta la maladie. »

Mais on ne cessa de traiter au sulfate de fer toutes les déjections, tout le linge avec une solution de chlorure de chaux, et de dégager constamment dans les salles et dans les corridors, des vapeurs de vinaigre. Les matières des déjections et des vomissements étaient reçus dans des vases contenant déjà la solution désinfectante. On ne laissa jamais s'entasser et croupir ensemble les linges maculés, mais on les plongeait immédiatement dans la solution de chlorure de chaux, puis on les jetait dans une auge fermée à clef et traversée par un petit cours d'eau. Ce n'est que plus tard qu'on les lessivait par les procédés ordinaires.

Cet exemple remarquable d'immunité cholérique relaté dans une fort intéressante communication de M. le Dr Eissen, rédacteur en chef de la *Gazette médicale* de Strasbourg, à la Société de médecine de cette ville (1), nous donne la mesure de la valeur *négative* de certains faits opposés à la doctrine contagioniste.

Que d'exemples de ce genre, réputés *négatifs*, par la seule raison d'une négation inexpliquée ! Nous n'exceptons pas de cet ordre de choses l'immunité de certaines contrées et de certaines villes ; de Lyon, si l'on veut, ou de Bougie, sur notre côte d'Afrique. Il y a ici une raison encore inconnue de neutralisation épidémique. Voilà tout ce qu'on peut dire, en attendant que l'on sache ; mais arguer de cette exception à une règle qui exclue absolument le mode contagieux de la propagation cholérique, c'est, il nous semble, faire un raisonnement aussi faux que dangereux.

Cependant nous croyons encore devoir appeler l'attention sur deux faits qui nous ont frappés dans la transmission cholérique :

L'un est lent : il est comme le résultat d'une intoxication cholérique à l'état latent et à longue échéance ; c'est lui qui

---

(1) Les devoirs du corps médical de France en présence du choléra ; (mémoires de la Société de médecine de Strasbourg, tome V, page 80.)

donne la mesure de l'*incubation* du germe épidémique chez les individus venus de lieux infectés : il semble indiquer que la soustraction à l'influence du milieu contaminé retarde l'éclosion cholérique ; l'autre est brusque et presque instantané : c'est celui qui se produit au sein des foyers en puissance d'action, et il nous parait beaucoup plus agissant que le premier dans le sens de la contagiosité.

---

§ 2 Causes adjuvantes.

—

Toutes les causes que nous allons passer en revue, sous le nom *d'adjuvantes*, rentrent, par le fait, dans la cause essentielle et effective que nous venons d'examiner. La cause adjuvante présuppose l'existence du contagium cholérique, elle n'est adjuvante que parce qu'elle favorise le développement du produit morbide et son absorption par les organismes qu'elle prédispose à ses atteintes.

— LIEUX BAS ET HUMIDES. —

Bien des faits dans l'histoire des neuf épidémies d'Alger prouvent l'action puissante des lieux bas et humides sur le développement épidémique. Ce n'est que dans les épidémies intenses, comme celles de 1835, de 1849 et de 1854, que la haute ville fut ravagée, et encore ne l'a-t-elle jamais été en proportion des bas quartiers.

« Nous avons pu constater une fois de plus à Tanger, dit le Dr Rolinger, (1) médecin militaire attaché au consulat de cette ville, les prédilections bien connues que le choléra parait affec-

---

(1) Note sur le choléra-morbus épidémique de Tanger en 1855, par M. Rolinger, médecin aide-major, (Mémoires de médecine militaire, année 1856).

ter pour les lieux bas, humides, malpropres et peu aérés. C'est dans le bas quartier de la ville, aboutissant à un cimetière, à une tannerie infecte et à la mer, que le choléra a été d'abord s'établir, et qu'il a fait de grands ravages. Il a été ensuite envahir, en suivant toujours le bas de la ville qui fait face à la mer, le quartier exclusivement habité par les Maures, appelé Dar-el-Baroud. »

« Dans les autres quartiers de Tanger, mieux situés, mieux aérés, il a moins fortement sévi, et il s'est à peine arrêté, à la fin de l'épidémie, dans la Casbah, le lieu le plus élevé de la ville. »

C'est, du reste, ce qui se remarque partout :

« Les recherches qui ont été faites dans les communes rurales situées aux environs de Paris, disent les auteurs du compendium de médecine pratique, semblent prouver qu'un sol bas, le voisinage de l'eau et de l'humidité, prêtent beaucoup d'activité à l'épidémie, tandis que des circonstances contraires paraissent en atténuer les effets. »

Raisons de la prédilection du choléra
pour les lieux bas et humides.

Mais pourquoi les lieux bas et humides favorisent-ils le développement des épidémies cholériques? Un médecin militaire, dont le nom fait autorité dans la science, M. le Dr Boudin (1), va nous le dire, en rendant compte du choléra observé en Bavière par M. Pettenkofer.

« La marche du choléra à Nuremberg paraît prouver à M. Pettenkofer l'immunité des quartiers bâtis sur le roc. Le côté de Saint-Laurent bâti sur sur un banc de sable, fut décimé, tandis que l'autre côté de la ville, établi sur le roc, eut peu de cas qui ne présentèrent jamais la forme épidémique. A Munich

---

(1) *Traité de Géographie et de statistique médicale*, tôme 2, page 364

et à Nuremberg, les lieux bas et humides souffrirent beaucoup.

« J'hésitai longtemps, dit M. Pettenkofer, à décider si cette étrange et constante influence du sol agissait sur la prédisposition individuelle, ou sur la production même du poison. Diverses observations me convainquirent que, de la nature du sol, dépendait la quantité de matière septique produite et que sa composition, et surtout le plus ou moins d'humidité de ses couches, avaient une grande influence sur le développement du choléra. »

Mais que laisse l'homme au sol ?

«Selon M. Pettenkofer, il y laisse son urine et ses excréments, modifiés, infectés, ayant subi l'influence d'un milieu où règne le choléra, et possédant dès lors, pourvu qu'ils rencontrent un sol propice, la propriété de reproduire les miasmes, le poison, le choléra enfin. Les matières infectées subiraient dans la terre humide une division, une fermentation lente, et produiraient, outre les gaz ordinaires, le virus cholérique. Chaque organisme résiste plus ou moins au poison : le premier degré d'empoisonnement serait cette diarrhée reproduisant les miasmes empoisonnés, le second degré serait la cholérine, le troisième le choléra... En résumé, pour M. Pettenkofer, le choléra a pour cause le développement d'un miasme produit par la fermentation, la décomposition ou la putréfaction des excréments humains, dans un sol poreux et humide, excréments provenant d'individus déjà atteints du choléra ou du moins ayant contracté la diarrhée dans une localité où sévit l'épidémie. »

Qu'est-ce donc en fait de choléra, que l'action *tellurique*, grand mot à effet à l'adresse des esprits superficiels, sinon l'influence d'un sol déclive et perméable, pénétré des produits morbifiques par des infiltrations inaperçues, dont la source est imprégnée du principe cholérigène ?

A ce sujet, le numéro du 17 août dernier, de la *Gazette hebdomadaire de médecine*, renferme, dans un article fort intéressant de M. le Dr Léon Le Fort de précieuses indications.

« L'Angleterre, dit notre distingué confrère, nous donne un exemple remarquable de protection des populations contre les atteintes du mal. La préoccupation du gouvernement anglais a été non pas de rassurer la population, en lui cachant le péril, non pas d'écarter d'elle la peur, mais d'en écarter le danger, dans les limites du possible, en lui disant hautement la vérité. »

Au nom des lords du Conseil privé de la Grande-Bretagne, le docteur Simon a rédigé et publié une instruction dont M. Le Fort cite un passage important auquel nous empruntons l'extrait suivant, qui ne peut que corroborer les idées que nous émettons :

« Le choléra a un mode spécial et caractéristique de contagion qui, à la faveur des conditions hygiéniques mauvaises, peut se prononcer avec une intensité terrible et dans un rayon très étendu. »

« Il a cela de particulier, que ce sont les déjections des malades qui sont les porteurs du principe contagieux. »

« Si donc des matières sont jetées et répandues, sans avoir été préalablement désorganisées; si par l'imbibition de la terre elles parviennent jusqu'aux sources et aux réservoirs d'eau, elles peuvent en empoisonner des volumes considérables. »

Une lettre du professeur Miller de King's Collége, ajoute M. Le Fort, et une du professeur Frankland du collége royal de chimie, publiées dans le *Times*, ont amené la suppression momentanée d'une pompe publique située dans *Broad Strect*.

« La pompe de *Broad Street* est comme un poteau indicateur qui marque un progrès important réalisé dans la connaissance du mode de propagation du choléra. Les recherches de Snow, les enquêtes de Wisehead et de Lankester ont montré manifestement comment le choléra avait attaqué tous ceux qui avaient bu l'eau contaminée du puits que déversait cette pompe, et comment la terrible épidémie qui ravagea le district de Golden square à Londres, fut due à cette cause....... la

première précaution que nous devons prendre aujourd'hui,
que le choléra se montre parmi nous, est d'examiner, avec
un soin tout particulier, les sources qui nous fournissent
l'eau potable. »

— GROUPES D'HOMMES. — ENCOMBREMENT. —

Le choléra aime et suit les groupes humains ; c'est à eux
qu'il s'attache pour vivre et pour se répandre ; c'est au milieu
d'eux qu'il constitue ses foyers d'irradiation.

L'histoire des migrations cholériques dans tout l'univers
prouve cette prédilection du fléau pour les masses d'hommes, et
démontre que c'est par elles et avec elles qu'il a visité tous les
points du globe. Armées, caravanes, vaisseaux : voilà ses agents
de transport. Hôpitaux, casernes, prisons et autres lieux de
rassemblement : voilà ses points de refuge, ses moyens de concentration et d'expansion. Quelle preuve cependant plus éclatante de la nature contagieuse du fléau, et quelle indication
plus manifeste de la prophylaxie à lui opposer? Savoir : l'isolement rigoureux, ou l'évacuation en masse des foyers primitifs.

Nous pensons que l'historique des neuf épidémies d'Alger
aura largement démontré l'influence désastreuse de la cause
adjuvante en question ; nous nous croyons donc dispensés de
nous y arrêter.

Quant à l'encombrement, cette cause mise en vive lumière
par M. le professeur Piorry en 1858, dans sa thèse pour le concours d'hygiène, a été, depuis, confirmée de toutes parts.

— INFLUENCE DES NOUVEAUX VENUS. —

La première partie de notre travail renferme quelques
exemples concluants de l'influence exercée par les nouveaux
venus, et surtout de celle qui résulte de l'arrivée toute récente des détachements de troupes, sur l'accroissement ou
sur le réveil des épidémies cholériques en voie d'extinction
et sur leur prolongation. La note suivante que nous devons

à l'obligeante communication de notre excellent camarade et ami, le Dr Cuignet, confirme pleinement nos aperçus à cet égard, tout en fournissant une nouvelle preuve de l'action des terrains bas sur le développement du choléra et des avantages d'une altitude convenable.

Faits confirmatifs observés pendant la campagne de Crimée.

« Pendant la campagne de Crimée que j'ai faite toute entière avec le même régiment, le 19me de ligne, dit M. Cuignet, j'ai eu occasion d'observer et de vérifier deux faits particuliers qui se rattachent au choléra.

« Le premier, c'est que l'intensité de l'épidémie se réglait sur l'altitude des positions occupées par les corps de troupe. »

« Le second, c'est que l'influence cholérique cessait d'avoir une prise énergique sur les militaires qui avaient récemment traversé l'épidémie, et qu'elle se bornait à affecter ceux qui se trouvaient, pour la première fois, en présence du mal.

« Pour ce qui concerne l'altitude, j'ai remarqué dans deux circonstances très graves, l'une à Warna, l'autre à Kertch, que le choléra a sévi tout-à-coup, avec une sévérité extrême, dès que mon régiment eut quitté une position élevée pour descendre dans un campement inférieur, et que, tout-à-coup aussi, l'influence arrêta ses ravages, dès qu'il fut possible de reprendre nos campements élevés.

« D'autre part, j'ai eu à vérifier, pour le moins cinq fois dans le cours de cette pénible campagne de deux ans, que le souffle épidémique épargnait les anciens et ne frappait plus que les nouveaux arrivés. Voici comment j'ai été amené à constater ce fait. »

« L'on sait qu'au fur et à mesure de leurs pertes, les régiments puisaient en France des contingents réparateurs de 3, 4 ou 500 hommes. Si l'on songe que le nôtre en a reçu successivement de 2,500 à 3,000, pour combler ses déficits incessants, on comprendra que fort souvent a dû se présenter la circonstance de nouveaux arrivants qui n'avaient pas traversé l'épidémie cholérique. Eh bien, ceux-ci ne tardaient pas à en subir l'influence et, à l'exclusion presque absolue des autres, ils étaient frappés dans une proportion en rapport avec l'intensité du miasme et avec l'altitude du campement. »

« C'est ainsi qu'au printemps de 1855, l'épidémie nous enleva en quelques jours 170 hommes environ, sur 400 qui nous avaient été fournis récemment par le 2me et le 4° d'infanterie restés en France. Quelques anciens seulement furent atteints. Cette espèce d'élection s'était manifestée assez de fois pour que, parmi nous, il fût de notoriété que la préservation était acquise pour ceux qui avaient subi ce que nous appelions la vaccination d'une épidémie antérieure. Nos troupes étaient alors pour ainsi dire mêlées à celle du 5me bataillon de chasseurs à pied, installé, comme nous, au fond d'un ravin débouchant sur un lac adossé au rivage de la mer. Ce bataillon, tout composé d'hommes anciens en Crimée, n'eut pas un seul cholérique. Dès qu'il nous fut prescrit de remonter sur le plateau attenant à Ieni-Kaleh, déjà occupé par d'autres troupes qui ne ressentaient que médiocrement l'action du fléau, il s'atténua et, peu après, disparut complétement de nos rangs. »

« Nous le répétons, l'aptitude cholérique nous a paru être régie par ces deux conditions principales, 1° la hauteur des lieux, 2° l'épreuve antérieure. Nous ne saurions préciser l'espace de temps pendant lequel cette sorte de vaccination doit être considérée comme efficace; mais nous croyons qu'elle est réelle pour le délai d'au moins une année. »

Induction à tirer de faits analogues ayant lieu dans les épidémies
de fièvres éruptives.

L'influence des nouveaux venus sur l'accroissement, ou au moins sur l'entretien des épidémies cholériques, et en même temps l'immunité des personnes qui vivent depuis longtemps dans le foyer cholérique, se comprennent et s'expliquent par des faits analogues depuis longtemps observés dans les épidémies de fièvres éruptives. *Les atteintes latentes*, ou plutôt non remarquées, de choléra, parce qu'elles ne sont exprimées que par des phénomènes morbides trop légers pour qu'on s'y arrête, sont extrêmement nombreuses ; elles suffisent à la préservation et légitiment parfaitemeut l'expression de *vaccination cholérique*. Dans les épidémies de rougeole, il y a des atteintes bornées au flux oculo-nasal avec ou sans fièvre, au seul mal de gorge sans éruption, dans la scarlatine ; ainsi, la diarrhée prodrômique et même un simple malaise gastro-intestinal représentent individuellement, dans les invasions cholériques, la contamination épidémique. La loi des maladies zymotiques, posée par le Dr Charles de Jannel, de Vauréal (1), dans sa thèse inaugurale, s'applique parfaitement au choléra et ruine de fond en comble l'argument des anti-contagiouistes, sur l'immunité dont jouissent le grand nombre de personnes qui vivent au sein des foyers cholériques.

« Tout individu atteint déjà par une maladie zymotique, dit M. de Jannel, ou en ayant subi l'influence seulement prodrômique, devient ordinairement indemne à l'égard du même agent de cette maladie. »

— ÉTAT DE FAIBLESSE OU DE MALADIE. —

Action élective du choléra pour les malades. — Subites explosions dans les hôpitaux suivant de très près l'admission imprudente des premiers cholériques.

L'action élective du choléra pour les gens affaiblis et pour les malades ressort largement des faits épidémiques qui constituent l'histoire constamment et uniformément désastreuse des invasions cholériques à l'hôpital du Dey.

Les désastres ont été ordinairement moins complets à l'hôpital civil, mais tout aussi prompts, quand l'introduction d'un ou plusieurs malades cholériques avait eu lieu.

Pour peu que les circonstances atmosphérique s'y prêtassent

---

(1) Essai sur l'histoire des ferments, de leur rapprochement avec les miasmes et les virus (thèses de Paris, année 1864, page 173.)

l'explosion cholérique suivait de très près l'admission Imprudente du malade ou des malades, car nous avons vu qu'il n'en fallait qu'un pour constituer aussitôt un foyer d'hôpital, tandis qu'en ville les cas isolés stériles n'ont pas été rares.

Par le siroco, ou par les temps calmes, chauds et brumeux, c'est presque une affaire de quelques heures, tant le germe est subtil et rapidement diffusible.

Quels sont les genres d'affections qui ont paru le plus accessibles à l'influence épidémique ?

Mais y a-t-il des genres d'affections offrant plus particulièrement prise à l'agent épidémique ?

Nous trouvons réponse à cette question dans le rapport déjà tant de fois cité de M. le Dr Léonard sur l'épidémie de 1849.

« J'ai noté le genre d'affection antérieure, dit l'honorable professeur, chez 265 malades frappés du choléra pendant leur séjour au Dey. »

Fièvre intermittente ou rémittente............	51
id. avec flux intestinal.........	21
Fièvre typhoïde en plein cours................	25
id. en voie de convalescence........	16
Affections de poitrine........................	10
Gastro-entérite..............................	6
Gastralgie..................................	1
Diarrhée primitive...........................	19
id. consécutive aux fièvres d'accès........	30
Dyssenterie primitive	18
id. consécutive aux fièvres d'accès.......	16
Hépatite chronique...........................	1
Hémorroïdes internes	2
Syphilis....................................	55
Blessures plus ou moins graves................	12
Rougeole...................................	1
Variole	1
Total...........	265

« Il résulte de ce relevé, ajoute M. Léonard, qu'aucune des espèces pathologiques qui y figurent ne fut préservatrice, ou, pour parler le langage plus moderne, antagonistique du choléra. Ni les virus variolique, syphilitique (1) et rubéolique, ni le spécifique mercuriel dont avaient fait usage, sous différentes formes, les vénériens, ni le miasme fébrigène paludéen, ni l'agent toxique supposé qui engendre la fièvre typhoïde. Il est sans doute, au contraire, quelques affections qui favorisèrent l'influence cholérigène : ce sont celles surtout qui avaient leur siége sur un des points de l'appareil digestif et manifestées par des hyper-sécrétions intestinales. »

L'enquête ouverte en 1850 par la Société de médecine d'Alger, sur le choléra de 1849 et 1850, enquête dont le travail du rapporteur, M. le Dr E. Bertherand reproduit les faits principaux, confirme généralement sur ce point la manière de voir de M. le Dr Léonard. La plupart des médecins de l'Algérie qui répondirent à l'appel de la Société de médecine, s'accordèrent, en effet, à reconnaitre que l'état de maladie ou de faiblesse individuelle, avait puissamment contribué au développement des accidents cholériques.

« Le Dr Catteloup rend compte qu'à Tlemcen un grand nombre de malades en traitement pour la diarrhée et la dyssenterie, ont été frappés par le choléra, et que le chiffre des victimes en a été très élevé. Mais ces maladies ne paraissent pas avoir eu, plutôt que d'autres, le privilége fâcheux de prédisposer au choléra d'une manière spéciale, car blessés, fiévreux, vénériens ont indistinctement fourni leur contingent. Seulement, chaque fois que l'organisme était plus ou moins débilité, ou perturbé par une cause affaiblissante, quelle qu'elle fût, par un état moral, par les fatigues, par une maladie aigue ou chronique, par

---

(1) Sur un chiffre de 120 vénériens en traitement au début de l'épidémie, et promptement réduit par de nombreuses sorties prématurées, 33 furent atteints de choléra, sans que le mercure dont ils avaient fait usage en atténuât la malignité.

un traitement antérieur, l'épidémie trouvait chez ces individus, ainsi disposés d'avance, une grande aptitude à manifester ses phénomènes.

A Douéra, les vénériens ont figuré pour un cinquième dans le chiffre des admissions, et un seul a été guéri. M. le Dr Rancurel pense que chez eux, la mort est le résultat non seulement de la débilitation générale occasionnée par le mal, mais encore par son traitement, par le séjour à l'hôpital, et que cette débilitation, cause prédisposante, a pu être augmentée par le sel mercurique, mis précédemment en usage dans le traitement. »

— INFLUENCES ATMOSPHÉRIQUES. —

La chaleur excessive de certaines journées et, en général, la saison chaude, favorisent l'éclosion et le développement du choléra ; le froid et les grandes pluies le font cesser.

En considérant l'époque de l'année à laquelle les invasions cholériques d'Alger et leur déclin ont toujours correspondu, on est amené naturellement à considérer la saison chaude comme la plus favorable à l'éclosion et au développement des épidémies de choléra, et le début froid et abondamment pluvieux de l'hiver comme la cause finale de ces épidémies. Si, d'autre part, on recherche dans quelles conditions atmosphériques les recrudescences ou les accroissements épidémiques se sont produits, on est bien forcé de reconnaître que l'élévation de la température a paru concourir à ce résultat.

Les fortes explosions cholériques ont presque toujours eu lieu les jours de siroco.

« Les conditions météorologiques qui ont régné à Alger, antérieurement à l'invasion de l'épidémie, sont les suivantes, disait M. Léonard dans son rapport sur le choléra de 1849 : un été dont la température pendant une période de près de quatre mois, a oscillé entre 28° et 34°, dépassant le plus souvent la limite inférieure ; le vent du désert a soufflé pendant cette saison, avec une fréquence qui ne lui est point habituelle, et pas une seule fois la moindre pluie n'est venue raffraîchir l'atmosphère embrasée. »

« Les personnes les plus acclimatées aux chaleurs du pays se sentaient à bout de forces, et se plaignaient d'un abattement qu'elles n'avaient jamais éprouvé à la même époque des années précédentes. »

Au 6 septembre, jour où l'épidémie fit irruption, le thermomètre marquait encore 27°, et, durant tout le mois, il ne descendit point au-dessous de 25°. »

Presque tous les médecins qui ont fourni des renseignements sur le choléra de l'Algérie, pendant les années 1849 et 1850, s'accordent à reconnaître l'influence des fortes chaleurs sur le développement du choléra.

« Les chaleurs tropicales qui avaient marqué la saison d'été de 1849, déclare le Dr Fabry (1), se faisaient encore sentir, à Douéra, dans la saison d'automne ; la température était élevée de 30 à 40° à l'extérieur, de 18 à 20, à l'intérieur. »

Le Dr Catteloup annonce que l'invasion de l'épidémie à Tlemcen, a coïncidé avec la violence du siroco qui soufflait depuis 30 heures.

« L'épidémie a marché au mois d'octobre avec une température moyenne de 22 à 25°, et sa décroissance a coïncidé avec le refroidissement de l'atmosphère, 17° avec pluie, après une journée de siroco où le thermomètre était monté à 26°. »

« A Blidah, avec la pluie l'épidémie s'affaiblissait considérablement, pour se manifester avec une nouvelle vigueur au retour du beau temps. »

« A Douéra, du 17 septembre au 5 décembre 1849, temps pendant lequel le choléra a sévi dans cette localité, l'alternance des beaux et des mauvais jours s'est ainsi comportée : 25 jours de pluie, 35 jours de beau temps, puis 25 jours

---

(1) *Le Choléra en Algérie*, par M. E. L. Berthérand.

brumeux. Les vents ont sauté rapidement du nord-est et nord-ouest, au sud-est et au sud-ouest. Le siroco a soufflé avec une violence extraordinaire, et chaque fois il y a eu récrudescence du fléau. » (Dr Fabry).

Les notes de M. Devoulx confirment pleinement les observations précédentes, par l'ensemble des faits analogues qu'il a relevés dans le cours des diverses épidémies d'Alger. La gravité des accidents cholériques a paru aussi dépendre de l'élévation de la température atmosphérique.

Quant à l'influence de la pression barométrique et de l'état hygrométrique de l'air sur les fluctuations épidémiques, nous ne la trouvons point mentionnée d'une manière assez constante, dans un sens ou dans l'autre, pour en tirer des corrélations positives, au point de vue des phases des épidémies cholériques.

Aussi nous abstiendrons-nous de la production des tableaux météorologiques, qui nous semblent jeter plus d'obscurité que de lumière dans la question du choléra.

Les vérités que nous apportons n'ont point besoin, il nous semble, de cet encadrement de statistique atmosphérique qui ne ferait qu'allonger, en pure perte, un travail déjà trop long peut-être.

Causes adjuvantes d'ordre secondaire.

Professions ; alimentation ; causes perturbatrices diverses

Nous n'examinerons pas, l'une après l'autre et sous toutes leurs faces, les *causes adjuvantes* d'un ordre plus secondaire que celles qui précèdent.

Il est rationnel, par exemple, que la *profession militaire* soit, plus que toute autre, exposée à l'influence cholérique par suite des raisons sur lesquelles nous avons déjà tant insisté. Il est logique aussi que *certaines industries*, plus en contact que d'autres avec les personnes et les choses contaminées, fournissent relativement plus de victimes.

L'alimentation a, de son côté, une large part dans la production des accidents cholériques.

« Les hommes qui vivaient d'aliments mal choisis, tirés principalement du règne végétal, ou de viandes et de poissons salés, avariés et indigestes, dit M. Audouard, étaient aussi plus exposés au choléra.

« Voilà pourquoi il est mort tant d'indigènes qui ne se nourrissaient que de pastèques, de riz, de pain sans levain, et qui buvaient de l'eau ; ils étaient dans les mêmes conditions diététiques que les Indiens qui se nourrissent de même, et parmi lesquels le choléra fait tant de ravages. Les Européens, au contraire, vivaient de salaisons, d'aliments épicés, de vin et d'eau-de-vie. Il y a, entre le régime trop débilitant des indigènes et celui trop excitant des Européens, un juste milieu à garder, qui est ce qui convient dans les temps de choléra. »

D'autre part, on comprend que toute cause de trouble dans l'organisme, qu'elle provienne de *l'intempérance*, de *l'incontinence*, de la *peur* ou de toute autre cause morale, soit, en temps d'épidémie, une porte ouverte à ses atteintes.

Imprégnation cholérique

Pendant le règne du choléra, chacun est plus ou moins imprégné du principe morbifique : de nombreux dérangements gastriques et intestinaux, à divers degrés, et à cachet plus ou moins spécifique, depuis le simple embarras d'estomac jusqu'à a véritable cholérine, témoignent assez ordinairement de cette imprégnation. Le mal est en *puissance d'être* ; toute secousse un peu forte le fait bien vite passer *à l'état d'action* ; aussi, pour obvier au danger, importe-t-il beaucoup de régler son existence dans le sens des trois mots suivants : *sobrius, castus* et *quietus :*

CHAPITRE II.

— Symptômes et marche; — durée; — terminaisons; — complications; — Lésions organiques. —

— SYMPTOMES. —

Nous ne voyons pas la nécessité de relever chez les cholériques de la dernière épidémie, et chez les malades des diverses invasions cholériques qui l'ont précédée, tous les signes qui constituent la physionomie classique du choléra. Nous n'avons à faire ressortir que ce qui, dans le choléra de l'Algérie, nous a paru, ainsi qu'à d'autres, s'écarter de la caractéristique normale des épidémies observées en Europe.

Rareté relative des phénomènes morbides de la première période

La première dissemblance est celle qui résulte de la rareté relative de la *période dite prodrômique*, soit qu'elle s'applique aux cas individuels, ou à l'ensemble des faits épidémiques.

La *période prémonitoire* signalée par M. Guérin, comme l'avant-propos en quelque sorte forcé de l'invasion individuelle ou générale du choléra, est universellement admise ; et cependant, à Alger, comme en d'autres ports de mer probablement, la brusquerie des irruptions cholériques contredit en partie cette théorie à laquelle les observateurs les plus distingués, M. Michel Lévy, entre autres, ont apporté le crédit de leur vaste autorité.

Plusieurs des médecins qui ont répondu à l'appel de la Société de médecine, en 1850 sont loin, en effet, de s'être rangés à cet avis.

« Au début de l'épidémie, dit le Dr Catteloup, les symptômes prodrômiques, étaient imperceptibles, de très courte durée, et les malades arrivaient promptement au dernier degré de cyanose et d'asphyxie. »

« La symptomatologie générale de l'épidémie de 1865, dit M. le Dr Jules Périer, mérite particulièrement d'être rappe-

lée. Elle a eu pour caractères principaux : l'apparition du choléra au milieu d'une constitution médicale remarquablement
bonne, et à peu près exempte d'affections abdominales : diarrhée, dyssenterie ; — des cas légers en petit nombre ; l'absence même de ces affections incomplètement caractérisées
que l'on a désignées sous le nom de cholérines ; et, par
suite, la gravité du plus grand nombre des cas.

« Ce que nous avons dit, de l'excellence de l'état sanitaire de
la province, au moment où l'épidémie, sans avoir atteint Alger,
régnait en Italie, à Marseille, en Espagne, suffit à justifier notre
première proposition. Il est très vrai qu'avant les premières manifestations cholériques, ni la population civile et militaire de la
province, ni même celle d'Alger, n'étaient dans ces conditions
incertaines, mais déjà mauvaises, fertiles en flux abdominaux,
qui ont été plusieurs fois aux populations menacées, ce que la
diarrhée, dite prémonitoire, est à certains individus. »

L'an dernier, en effet, la diarrhée préliminaire de l'épidémie
cholérique a fait complètement défaut, et nous ne comprenons
guère qu'il puisse en être autrement dans les ports de mer où le
choléra est subitement importé. Cependant, grâce à l'évolution
lente de notre dernière invasion cholérique, la généralisation
diarrhéique aurait eu le temps de s'établir, si elle était un phénomène nécessaire de la manifestation épidémique, et si la
constitution cholérique devait toujours exister.

Avouons toutefois que pendant le règne du fléau dans l'intérieur de la ville, beaucoup de personnes accusaient des flatuosi-
tés gastro-intestinales et que le nombre des dyspepsies semblait
plus considérable que de coutume. On sentait son ventre, pour
user du langage de tout le monde. Aussi sommes-nous convaincus que M. Guérin dit vrai, quand il annonce que « partout où
la diarrhée se manifeste pendant le règne de l'épidémie, c'est
le choléra qui germe, qui se développe, qui grandit. »

Quant à la diarrhée prémonitoire chez les individus atteints,
elle est loin d'avoir été une règle constante. Les cas de cholé-

rine ne furent pas non plus très nombreux. En tous cas, elles ne nous ont paru être, l'une et l'autre, autre chose que du choléra atténué.

Symptômes particuliers signalés dans la deuxième période

La deuxième période, ou période d'invasion, constituée par les vomissements, la diarrhée, les crampes, etc. a été généralement fort courte dans les épidémies d'Afrique. Est-ce que, sous l'influence d'une température plus élevée, l'intoxication serait plus profonde, plus radicale ? Il est permis de le croire quand ou sait que les journées les plus chaudes et les plus accablantes sont celles où les cas foudroyants ont été le plus nombreux.

« Le plus souvent les phénomènes précurseurs manquant, dit M. Léonard, à la diarrhée succédaient immédiatement les vomissements, ou purement aqueux, ou légèrement teints en vert, ou enfin caractéristiques, c'est-à-dire, opaques, blanchâtres, albumineux. »

« L'on n'a point remarqué que cette différence dans le caractère de la matière vomie influât en rien sur le degré de gravité ultérieure de la maladie. Les crampes, dans quelques cas assez rares, se sont fait sentir avant les vomissements. Presque universellement elles se sont manifestées simultanément ou n'ont point tardé à les suivre. »

« Plusieurs individus ont encore affirmé qu'ils n'avaient eu ni selles, ni vomissements, ni crampes ; ils offraient d'ailleurs à un degré déjà très marqué, les autres accidents cholériques. »

« Chaque fois que nous sommes entrés dans nos salles, dit le Dr Magail, nous avons été vivement frappé des dissemblances tranchées qui existaient entre nos malades et ceux des épidémies de 1832 et 1835. Nous nous rappelions les plaintes incessantes, cette agitation de tous les moments, produites par les vomissements et la diarrhée, ces crampes violentes qui arrachaient des cris aux malades, imprimaient sur leur figure le cachet des plus atroces douleurs, et dont l'ensemble constituait le spectacle le plus navrant qui eût jamais mis à l'épreuve la sensibilité et le courage d'un médecin. Cette année-ci, rien de pareil. Le caractère le plus saillant du mal était une stupeur, une sidération du système nerveux, qui donnait à ces malheureux un air d'hébétude, d'indifférence, et les transformait en cadavres anticipés. »

Rapide production de la troisième période ; — rareté de la cyanose ;

On voit déjà par ce qui précède que la troisième période, ou *période d'état*, constituée surtout par l'*algidité* et la *cyanose*, s'est produite très rapidement dans les diverses épidémies de l'Algérie. Mais cette rapidité dans l'évolution des symptômes n'a, pour ainsi dire, porté que sur l'algidité, la cyanose ayant très souvent fait défaut. Cette rareté de la teinte cyanique de la peau chez les cholériques d'Alger a toujours été très remarquée. Cela tient-il à l'état d'anémie propre au pays comme l'indique M. Léonard ? Nous sommes très disposés à le croire, d'autant plus que partout, la cyanose, ainsi que l'a remarqué Boisseau en 1832, est en raison directe de l'état pléthorique des sujets.

« L'état cyanique, dit l'ancien médecin en chef du Dey, a été chez nos malades un symptôme assez rare, (en 1849); tout au plus s'apercevait-il autour des orbites et sur la muqueuse des lèvres. »

« En exprimant que la coloration violacée de la peau fut un phénomène peu commun, c'est signaler aussi que les signes de l'asphyxie ne s'annoncèrent point par ce sentiment d'oppression si intolérable chez les cholériques ; ce trouble fonctionnel eut lieu sans doute, mais d'une manière lente et presque insensible pour le malade comme pour le médecin. »

Et cependant la promptitude du refroidissement prouve bien la rapidité de la cessation des fonctions respiratoires dans l'acte de l'hématose et de la calorification.

Un des pionniers de la médecine colonisatrice, le zélé et généreux médecin de la plaine de la Mitidja, M. le Dr Payn, a eu aussi mainte fois l'occasion de vérifier la rareté de la cyanose.

M. le Dr E. Bertherand, qui signale, pour sa part, cette particu-larité dans sa brochure, invoque aussi, à l'appui, le témoignage du Dr Desarbres de Ténez et du Dr Magail.

« A l'hôpital de Mustapha, dit ce dernier, l'on n'a observé que 5 ou 6 cas *de choléra bleu*. La coloration de la peau était habituellement d'un gris ardoisé, et cette teinte a rarement été générale. Les sueurs passives, froides, visqueuses, ont, au contraire, été habituelles, ainsi que le froid. La durée de la période algide n'a jamais dépassé 24 heures. »

Ainsi, ce qui semble différencier le choléra de l'Algérie de celui des contrées froides de l'Europe, c'est la rapidité de l'é-volution morbide, l'affaiblissement de la lutte de la vie contre la cause de. mort et la rareté du cachet cyanique.

« Si les symptômes, dans les maladies, sont les cris des organes souffrants, dit encore M. Léonard, ces cris furent sourds et faiblement articulés dans la catégorie de choléra dont nous venons d'esquisser la physionomie. Aussi, chacun des mé-decins du Dey éprouva-t-il, bien des fois, de cruelles déceptions en voyant se cholériser sous ses yeux des malades dont il es-pérait la convalescence ou la guérison prochaine. »

La *cadavérisation* silencieuse, et, pour ainsi dire à vue-d'œil, des malheureuses victimes du fléau à laquelle il nous fallut bien des fois assister dans la dernière épidémie, surtout les jours où la chaleur humide d'Alger se faisait le plus vivement sentir, est donc le fait dominant, la caractéristique la plus fré-quente du choléra observé en Algérie, comme elle doit l'être dans tous les pays chauds et pendant les étés excessifs des pays froids ou tempérés. On reconnait là l'intervention de la cause adjuvante signalée par nous, c'est-à-dire, l'action déprimante d'une haute température jointe à l'accroissement de la dose et de l'effet toxique du principe contagieux rendu plus actif et plus énergique par la double influence de la chaleur et de l'humidité qui favorise toute fermentation.

Caractères de la quatrième période sur lesquels l'action du climat
parait avoir agi.

La période de réaction fut peut-être, pour sa part, encore plus
marquée du sceau climatérique.

« J'ai cru remarquer une différence notable entre le choléra-
morbus de Bône et celui de Paris, disait M. Audouard, en
1836, savoir : que les congestions cérébrales ont été plus fréquentes et plus funestes à Bône ; les médecins d'Alger firent la
même remarque. Cette complication doit être attribuée au climat de l'Afrique. Elle fut moins fréquente à Paris, parce que
le choléra y parut avant les fortes chaleurs ; en Afrique, au contraire, il régna à Alger dans le mois d'août, et à Bône en octobre. La congestion cérébrale suivait la réaction, et, lorsque les
symptômes graves semblaient s'effacer, que le pouls se relevait,
que les urines avaient reparu, que les évacuations alvines
avaient l'odeur stercorale, elle ouvrait la scène à une autre sé-
rie de symptômes qui se terminaient par la mort. Le premier
cas de cette nature que je vis me fit penser que j'avais affaire à
une fièvre intermittente pernicieuse consécutive du choléra.
Nous étions à la saison de ces fièvres et dans un pays où elles
sont endémiques ; mais je m'abusais, la suite m'apprit que ces
congestions étaient essentiellement liées au choléra. »

Les nombreuses observations des médecins de l'Algérie rela-
tées avec un soin et un ordre parfaits dans la brochure de M. E.
Bertherand, brochure qui renferme de précieux documents,
confirment pleinement les aperçus de M. Audouard. Tous les
renseignements adressés à la société de médecine d'Alger en
1850 s'accordent à faire du centre cérébral et de ses enveloppes le siége des graves désordres fonctionnels de la période de
réaction.

« Les phénomènes pathologiques provoqués par la réaction
se sont, en général, passés du côté des centres nerveux et particulièrement du centre cérébral, déclare M. Léonard dans son
savant rapport au conseil de santé des armées.

« Fréquemment, avant que la peau n'eût repris sa chaleur
normale, le pouls ses battements naturels, et la respiration ses
mouvements physiologiques, la face se congestionnait, les con-
jonctives s'injectaient, la stupeur et une prostration extrême sur-
venaient, la langue se séchait, l'audition s'affaiblissait, un état
d'indifférence et de torpeur se faisait remarquer. »

« Plus souvent encore, et particulièrement lorsque l'épidémie
eut atteint la limite de sa période ascendante, il arriva que tous
les signes d'une réaction de bonne nature se firent observer.
Mais bientôt la température de la peau, ou s'abaissait, ou s'exal-
tait, le pouls devenait lent et inégal, quoique élevé ou fré-
quent et fort, et des symptômes encéphaliques se déclaraient, se
manifestant, soit par une somnolence comateuse avec abolition
absolue de la sensibilité et de l'intelligence, soit, mais plus rarement, par un délire, jamais furieux, parfois bruyant, et s'ac-
compagnant d'une loquacité et d'une agitation continuelles. »

« L'état comato-typhoïde dans lequel les malades tombaient
le plus souvent, diffère tout-à-fait, pour l'observateur exact et
attentif, de celui qui accompagne la forme torpide de la dothi-
nentérie. »

« L'état comateux cholérique, dans tous les cas où il s'est
présenté, nous a toujours signalé une diminution de la calori-
cité générale et, en particulier, de la surface cutanée, avec une
fréquence de pouls moindre que dans l'état normal, (pouls cérébral) ; tandis que le contraire a lieu dans la forme adynamique
de la fièvre typhoïde proprement dite, où la peau affecte une
chaleur âcre et mordicante et le pouls, presque constamment,
une fréquence fébrile. »

Cette distinction pathologique, si bien observée et si judicieu-
sement établie par l'ancien médecin en chef de la division d'Alger, est confirmée et rattachée à une forme distincte par son suc-
cesseur.

« De ces divisions (1), dit M. Jules Périer, à propos de la dernière épidémie, il résulte que la qualification typhoïde employée pour désigner certaines formes de choléra, serait toujours mauvaise, rien ne procédant, chez les malades, de l'état qui constitue la fièvre typhoïde. L'adjectif typhique, c'est-à-dire, ayant rapport au typhus, serait plus acceptable. Mais c'est à la *méningite* qu'il faut rapporter les symptômes adynamiques et comateux ; et la forme du choléra qui les montre est une forme *certainement méningitique.* »

Cette forme méningitique quelquefois bien accusée, du vivant des malades, par un symptôme pathognonomique que nous avons eu l'occasion d'observer dans le choléra de 1865, *la raideur tétanique du cou et du tronc,* a été remarquée par des praticiens de mérite dans les épidémies antérieures et signalée comme une cause fréquente de mort.

« A Tlemcen, la période de réaction a été tellement importante, disait, en 1850, M. le Dʳ Catteloup, qu'elle a présenté un grand nombre d'accidents ou de complications qui ont été une cause très-fréquente de décès, en voici le tableau :

1° Etat comateux	15
2° Méningite	19
3° Hépatite, ictère	2
4° Gastro-entérite	1
5° Pneumonie	1
6° Etat typhoïde	15
7° Roséole	2
8° Dyssenterie	1
Total	56

---

(1) Rapport sur l'épidémie de choléra de 1865 dans la province d'Alger à S. E. le Maréchal do Mac-Mahon, duc de Magenta.

Si l'état comateux et l'état typhoïde, qui figureut chacun sous le chiffre 15 dans ce relevé numérique, devaient réellement se confondre dans la méningite, d'après les explications qui précèdent, on voit qu'elle aurait dû être la part de cette affection parmi les causes de mort indiquées chez ses malades par le médecin de Tlemcen, dans la période de réaction.

A Douéra, M. le Dr Rancurel avait fait la même observation.

« Dans les cas assez peu nombreux qui, à Douéra, ont dépassé les 48 premières heures, disait alors notre honorable confrère, le pouls avait repris de l'ampleur et de la fréquence ; la résolution mortelle était précédée de désordres inflammatoires des voies gastriques, désordres beaucoup plus marqués dans les membranes du cerveau, *méningites* qui donnaient à la mort les apparences d'une apoplexie cérébrale. »

De son côté le Dr Magail, chargé du service des salles militaires à l'hôpital de Mustapha, avait aussi remarqué que les perturbations fonctionnelles de la réaction cholérique, (coma vigil, délire aigu ou subdelirium), étaient dûes à une *congestion veineuse du cerveau et de ses enveloppes,* ce qui lui faisait donner à cette période de la maladie le nom de réaction à forme *encéphalique.*

De la convalescence chez les cholériques de l'Algérie.

La période de convalescence quelquefois assez courte et sans accidents, mais le plus souvent prolongée, tant l'état des forces a de la peine à se rétablir après la secousse cholérique, a été troublée fréquemment par des accidents de réaction, de manière à rendre douteuse l'issue de la maladie ; des rechûtes mortelles ont même eu lieu chez des malades, en pleine voie de guérison. C'est dans cette période que les cholériques, atteints antérieurement de fièvre palustre, reprenaient leurs accès fébriles.

Comme phénomènes critiques favorables, M. Léonard signale certaines éruptions cutanées assez fréquentes, la roséole, l'urticaire, l'érysipèle facial, des parotides simples ou doubles, des épistaxis plus ou moins abondantes.

— DURÉE. —

Nous la considérons au point de vue épidémique et au point de vue individuel.

Durée épidémique.

La durée des épidémies de choléra qui ont régné à Alger depuis la conquête fut de

Quatre mois en.....   1835
Deux mois en......   1837
Quatre mois en....   1849
Quatre mois en....   1850
Neuf mois en......   1854 (d'août 1854 à avril 1855).
Deux mois en......   1855
Trois mois en.....   1859
Trois mois en......   1860
Quatre mois en....   1865

C'est-à-dire deux épidémies de deux mois,
    deux — de trois mois,
    quatre — de quatre mois,
    une — de neuf mois.

Nous avons dit, dans notre première partie, sous l'empire de quelles circonstances la durée des épidémies nons a paru s'étendre ou se raccourcir.

Durée individuelle.

Quant à la durée individuelle, elle fut très variable. On peut cependant la comprendre depuis un espace de quelques heures jusqu'à un intervalle d'une quinzaine de jours ; mais ordinairement, en deux ou trois jours, la maladie se terminait fatalement ou s'annonçait comme devant être heureuse.

— TERMINAISONS. —

« A Tlemcen, disait, en 1850, le docteur Catteloup, la maladie s'est terminée de 6 manières :

1° Par réaction franche ;

2° Par asphyxie dans la troisième période ;

3° Par l'état comateux ;

4° Par méningite ;

5° Par un état typhoïde ;

6° Par asphyxie lente.

Dans ce dernier cas, des plaques larges et violettes persis-
taient sur la surface cutanée, dont la calorification vacillante
disparaissait très vite, dès que les agents caléfateurs cessaient
de fonctionner ; bientôt, un sommeil trompeur s'emparait du
cholérique. Dans cet état, on ne remarquait rien de typhoïde.
Les selles étaient rares et le plus souvent naturelles. Point de
fuliginosité de la bouche ; point de météorisme du ventre. Seulement, la conjonctive oculaire s'injectait, et le marasme faisait
des progrès rapides ; puis arrivaient la perte de connaissance et
l'agonie. Jamais aucun phénomène qui puisse être considéré
comme une crise favorable. »

Cette citation d'un praticien distingué empruntée à la brochure de M. E. Bertherand résume et résout, dans le sens des
observations faites par le plus grand nombre des médecins de
l'Algérie, la question des terminaisons sur laquelle nous ne
croyons pas devoir insister.

— COMPLICATIONS. —

En rendant compte de l'épidémie de choléra observée à Batna, en 1849 et 1850, M. le docteur Larrivière passe en revue
les principales complications qu'il a eu occasion de remarquer.

« Un malade, dit-il, a offert une éruption analogue à la roséole, mais sans influence sur son rétablissement ; un autre a eu
une parotidite suppurée qui l'a entraîné ; un troisième, une

inflammation gangréneuse de la muqueuse buccale, une parotidite et une ophthalmie qui ont guéri ; un quatrième, une cystite ;
un cinquième, une paralysie du mouvement du bras et de la
jambe gauche avec déviation de la langue du côté opposé. Plusieurs malades ont eu des conjonctivites occupant spécialement
le segment inférieur du globe oculaire. La complication la plus
fréquente et la plus fâcheuse est la pneumonie. Le ramolisse-
ment du poumon est arrivé souvent au degré de l'hépatisation,
sans se traduire au dehors par aucun de ses symptômes habituels : les malades n'avaient qu'un peu de toux, sans crachats
rouillés, ni douleurs thoraciques. »

Il convient d'ajouter, à toutes ces espèces, une autre complication assez fréquente, mais généralement peu dangereuse, le
hoquet persistant.

« Ce phénomène, dit le docteur Cattcloup, a été, dans certains cas, d'une ténacité désespérante, malgré l'emploi d'une
foule d'antispasmodiques les plus variés. Un jour, chose digne
d'être notée, toute une salle fut prise d'un hoquet sympathique,
qui ne disparut chez les malades, comme chez ceux qui étaient
en convalescence, qu'après l'évacuation, dans une chambre à
part, de celui qui avait donné lieu, par imitation, à cette manifestation bizarre. »

— ANATOMIE PATHOLOGIQUE. —

Explications sur l'absence fréquente de la psorentérie signalée par
quelques médecins de l'Algérie.

Nous n'avons point à reproduire ici les caractères anatomo-
pathologiques admis par tous les auteurs qui ont écrit sur le
choléra. Sous ce rapport, le choléra d'Alger n'a point différé
de celui qui a partout été observé : les altérations organiques indiquées comme constantes ont été retrouvées ici. Cependant, la
psorentérie représentée, depuis 1852, par M. le professeur Serres, comme le caractère esssentiel et pathognomonique de la

maladie, aurait fait assez souvent défaut en 1849, dans les autopsies pratiquées à l'hôpital du Dey et surtout à celui de Mustapha.

« Les autopsies faites à l'hôpital militaire de Mustapha par
M. le Dr Magail, lisons-nous dans la brochure de M. E. Bertherand, p. 56, sont en opposition formelle avec l'opinion absolue
de M. le professeur Serres. L'éruption a manqué dans la moitié
des cas, et sa fréquence a été en raison inverse de la rapidité de
la mort. »

Mais ici une explication est nécessaire et nous la trouvons
toute faite dans les termes dont se sert M. le Dr Léonard, pour
rendre compte de ses observations nécroscopiques. « La psorentérie, dit-il, s'est présentée avec d'autant plus de fréquence que
la maladie avait duré moins de temps et que la mort avait eu
lieu avant tout symptôme réactionnaire ; elle devenait ,au contraire, plus rare et de moins en moins confluente, à mesure que
le moment de la mort s'était éloigné. Elle manquait le plus
souvent lorsque les malades avaient succombé après plusieurs
jours d'état comato-typhoïde. »

Ce caractère anatomo-pathologique si important, que nous
avons nous-mêmes toujours eu lieu de constater chez les cholériques qui avaient succombé dans la troisième période, doit
nécessairement s'effacer dans la période de réaction, pour peu
qu'elle se prolonge.

Lésions encéphaliques ; — altérations méningiennes indiquées par
M le Dr Jules Périer.

Mais pour nous le côté vraiment intéressant de la question
anatomo-pathologique est celui des lésions encéphaliques,
parce que c'est le seul où il soit possible d'échapper aux redites
d'un sujet depuis si longtemps traité.

Bien que plusieurs observateurs distingués, MM. Catteloup
et Rancurel, entre autres, aient, comme nous l'avons vu, trouvé
dans la *méningite* une des terminaisons fréquemment mortelles

du choléra, et que dans une des épidémies d'Oran un médecin militaire d'un mérite éminent M. le Dr Ferrus, aujourd'hui médecin en chef de l'hôpital civil d'Alger ait constaté les lésions propres à cette affection, c'est à M. le Dr Jules Périer que revient l'honneur d'avoir indiqué, dans leurs nuances les plus variées, les lésions caractéristiques de la forme morbide tout à la fois la plns grave et peut-être la plus fréquente du choléra observé en Algérie.

« Soixante-quatre autopsies, dit M. le médecin en chef de la division d'Alger (1), ont été faites, presque toutes en notre présence et sur nos indications. De ces autopsies, 17 ont été complètes ; quatre fois les recherches ont porté sur le cerveau et la moëlle épinière et 45 fois sur le cerveau et ses enveloppes seulement. Nos premières constatations ont décidé la direction toute spéciale qu'ont prises nos recherches ultérieures. »

« Les autopsies complètes nous ont montré le plus souvent la disposition des follicules intestinaux, à laquelle on a donné le nom de psorentérie ; mais tout l'intérêt de nos recherches se concentre sur l'état des méninges. Le cerveau, lui-même, n'a jamais présenté d'autre lésion que de la congestion sanguine : l'hypérémie dépassait la pie-mère et s'étendait à la substance cérébrale. »

« Les lésions anatomiques des méninges que nous avons constatées sont : 1° la congestion sanguine ; 2° des stries opalescentes ; 3° des stries opalescentes avec grumeaux de même nature ; 4° des stries avec îlots opalescents ou laiteux ; 5° des stries avec grandes plaques opalescentes ; 6° des opalescences accompagnées de suffusions sanguines ; 7° des accumulations de sérosité. »

« La congestion sanguine se remarquait dans tous les cas, et particulièrement lorsque la mort est survenue pendant la période algide ; dans trois de ces derniers, il existait de grandes

---

(1) Rapport sur l'épidémio de choléra de 1865, dans la province d'Alger *(Bulletin de la Société de medecine d'Alger,* année 1865.)

plaques opalescentes, et la mort était arrivée en moins de dix heures. »

« Les stries opalescentes, les grumeaux, les îlots, les grandes taches opalescentes étaient formés par des dépôts de lymphe plastique, variables en étendue et en forme, qui siégeaient dans le tissu cellulaire sous arachnoïdien interposé entre l'arachnoïde viscérale et la pie-mère. Les suffusions sanguines qui s'observaient dans les cas où la congestion sanguine et les lésions de transparence des méninges étaient le plus prononcées, avaient aussi leur siége au-dessous de l'arachnoïde viscérale. Les suffusions sanguines, les opacités s'accompagnaient d'épaississement de l'arachnoïde et de la pie-mère, et d'un certain degré de friabilité de ces membranes. »

« Aucune autopsie, par rapport aux altérations anatomiques des méninges, n'a été complètement négative. »

« Si l'on se rappelle tout ce que les autopsies nous ont fait constater, on voit que ce sont les lésions pour ainsi dire classiques de la méningite. Elles ne diffèrent de ce que nous avons rencontré dans la plupart des cas nombreux de méningite cérébro-spinale que nous avons eu l'occasion d'observer, que par leur siége de prédilection ; les lésions, dans cette dernière maladie, quand elles ne sont pas généralisées, répondent ordinairement à la base du cerveau, à la partie inférieure du cervelet, à la protubérance annulaire, tandis que celles des cholériques étaient toutes situées au sommet des hémisphères.   »

L'exposé tout entier des lésions anatomiques, auquel nous avons emprunté les citations qui précèdent prouve encore plus complètement, dans le sens de la méningite, le rapport des accidents cérébraux observés pendant la vie avec les lésions organiques constatées après la mort.

Et cependant, par une sorte de contradiction que les faits se chargent souvent d'opposer aux vues de l'esprit, les autopsies ont démontré plus d'une fois que les altérations méningiennes étaient plus accusées encore chez les cholériques qui avaient

succombé rapidemant que chez ceux qui, après être sortis de la
période algide, s'étaient engagés assez loin dans la période de
réaction au milieu des symptômes cérébraux les plus violents.

M. le Dr Périer voit dans ce fait, en apparence seulement
contradictoire, la preuve que la lésion des méninges n'est pas
une complication, mais qu'elle fait partie intégrante de la maladie elle-même.

Sans adopter complètement cette généralisation méningitique qui appelle de nouvelles recherches, l'un de nous, témoin
assidu des autopsies faites au Dey, déclare, *de visu*, l'exactitude
d'ensemble des descriptions anatomo-pathologiques qui précèdent. Il s'étonne seulement que les autopsies faites à l'hôpital
civil dans la dernière épidémie aient été, au point de vue des
altérations méningiennes, si absolument négatives.

CHAPITRE III.

Traitement et prophylaxie.

TRAITEMENT.

L'insuffisance des moyens thérapeutiques ordinaires contre l'empoisonnement cholérique, au degré qui constitue la période d'état de la redoutable maladie, est loin de signifier l'impuissance absolue de la médecine dans le traitement du choléra. Il est certain que l'intervention du médecin est presque toujours efficace, lorsqu'il est appelé dès le début du mal, et même il n'est pas rare qu'un traitement rationnel triomphe des situations qui semblent désespérées. Mais il faut se garder des moyens extrêmes, compliqués et excentriques, ressource trop souvent malheureuse d'une thérapeutique en désarroi.

MÉDICATION EXTERNE.
Danger du réchauffement trop prompt et des excitants extérieurs trop violents.

Contre l'algidité et la cyanose qu'il importe tant de faire cesser, les moyens externes qui dans la dernière épidémie ont eu le plus de succès ont été d'abord l'enveloppement dans des couvertures de laine chauffées et l'application *d'un large cataplasme* aussi chaud que possible sur l'abdomen et sur la partie antérieure de la poitrine. M. le médecin principal Loyer, qui a inauguré et généralisé à l'hôpital militaire ce moyen topique fort ancien, mais aussi simple qu'efficace, pour ramener la chaleur et stimuler la circulation, a eu en ville des imitateurs bien vite convaincus de l'utilité de cette pratique.

En second lieu, les bains chauds et irritants, surtout les bains de Pennès, à dose triple et quadruple, employés particulièrement par M. le Dr Dru et par l'un de nous, ont rendu des services dans les quelques occasions où ils ont été prescrits.

Quant aux bains sinapisés, dans les cas où ils ont pu être

employés, malgré la difficulté où l'on est à Alger, de faire prendre des bains à domicile, ils nous ont paru toujours plus dangereux qu'utiles. L'un de nous, au début de l'épidémie, faisait prendre des bains chauds d'eau de moutarde aux jeunes enfants, et, pour rester dans les limites du possible, il se servait chez les adultes d'enveloppement faits avec des couvertures de laine imbibées d'eau chaude sinapisée ; mais il dut bientôt renoncer à ce dernier moyen, et, à plus forte raison, au premier par suite de l'excitation trop brusque et trop souvent inégale qui en résultait. L'effet produit lui paraissant offrir de l'analogie avec celui du réchauffement rapide chez les individus atteints de congélation, rapprochement déjà fait en 1835 par l'illustre baron Larrey (1), il crut devoir très vite abandonner une pratique si violemment réactionnelle dont les résultats étaient, par contre, très peu durables, et il se trouva bien tout de suite du retour aux frictions sèches et légèrement irritantes et du simple réchauffement à l'aide de briques chauffées, de cruchons et boules d'eau chaude.

Nous ne repoussons pas cependant l'emploi des moyens caléfacteurs extérieurs fonctionnant modérément autour du malade en vue d'empêcher la déperdition du calérique naturel ou physiologique ; mais de là à un réchauffement artificiel des tissus refroidis qui ne peut s'obtenir que par une caléfaction excessive, il y a un abîme qu'une saine pratique ne peut franchir.

« On ne saurait trop se persuader, disait M. le D\ Guyon en 1832 (2), que la chaleur communiquée par des applications chaudes tourne peu à l'avantage des malades : elle n'exerce qu'une action externe périphérique ; d'ailleurs, ce n'est point de la chaleur qu'il s'agit de développer. Chauffer un corps où l'on voudrait développer de la chaleur, c'est chauffer un caillou dont on voudrait retirer une étincelle. »

---

(1) Recueil des mémoires de médecine militaire (39ᵉ volume).
(2) Des moyens curatifs et préservatifs du choléra observé en Pologne, etc. (Paris, avril 1832.)

Un praticien distingué de l'hôpital de la Charité, le D' Legroux, avait aussi depuis longtemps fait remarquer les désavantages de ces excitations et réchauffements artificiels, et M. Gubler, de l'hôpital Beaujon, en a récemment exposé les graves inconvénients.

Enfin, aux simples moyens de réchauffement que nous conseillons il sera presque toujours bon d'ajouter l'usage des frictions ou des sinapismes appliqués sur les membres, dans les cas de crampes prolongées, mais surtout la *ligature* que l'un de nous a toujours vu instantanément réussir contre ces phénomènes musculo-nerveux si pénibles pour les malades, ou bien encore, en pareil cas, le redressement lent et graduel des parties contractées, en commençant par les doigts, procédé indiqué autrefois par M. le D' Guyon (1).

MÉDICATION INTERNE.

Traitement des diverses périodes et traitements spéciaux.

Nous croyons devoir étendre la remarque toute pratique du réchauffement externe à la thérapeutique interne du choléra, car la muqueuse digestive, pas plus que l'enveloppe cutanée, n'est susceptible d'une excitation excessive dont le cerveau subit, en définitive, le fâcheux contre-coup.

Là réaction que l'on recherche a besoin d'être ménagée, pour devenir franche et légitime : celle qui sauve est lentement progressive, celle qui tue est rapide et saccadée dans ses allures. Nous repoussons donc, comme dangéreuses, les boissons fortement alcoolisées, les élixirs violents, le rhum pur et autres liqueurs concentrées qui ne peuvent avoir d'action salutaire qu'au prix d'une dissolution étendue. Ce n'est point en les brûlant, au dedans et au dehors, qu'on rappelle les cholériques à la vie.

M. le D' Moissenet, médecin à l'hôpital Lariboissière, dit

---

(1) Séance de l'Institut du 13 septembre 1855,

avoir fait usage avec avantage d'un élixir préconisé autrefois par Récamier et Cayol, élixir dont voici la formule :

Pr. : Racine de roseau odorant....
— de gentiane ......
— d'aunée ....
— d'angélique ......
âa 16 — grammes.

Écorce de simarouba......... 10 grammes.

Écorce de quinquina......... 30 grammes.

faites macérer quelques jours dans un litre d'eau et ajoutez un litre d'alcool de genièvre.

C'est la formule du remède qui nous a été vanté ici par les bonnes sœurs de St-Vincent de Paul, comme un spécifique venant des missionnaires de l'Inde; mais nous devons à la vérité de déclarer qu'aucun de nos malades atteints dé choléra n'a pu le supporter.

Les boissons chaudes stimulantes et diffusibles, plus ou moins alcoolisées suivant l'indication; le vin pur ou étendu, additionné ou non de teintures aromatiques ou d'extraits anti-diarrhéiques comme la thériaque et le diascordium ; la glace et l'eau de seltz, quand la soif est vive et que les vomissements prédominent ; l'ipéca, lorsque l'affection principale se complique d'un état saburral borné à de simples nausées ; les opiacés fort rarement, mais toujours associés à l'éther et à quelque substance excitante: tels sont, en résumé, les moyens qui nous ont paru le plus efficaces dans la période cholérique pure.

Dans la cholérine proprement dite, les boissons chaudes et légèrement excitantes, les potions éthérées laudanisées mélangées d'acétate d'ammoniaque et enfin les juleps additionnés de sous-nitrate de bismuth et de diascordium ont constitué le fond de la médication mise en œuvre avec un prompt succès par la plupart des médecins d'Alger.

Le traitement par le sulfate de cuivre, non suivant la méthode de M. Burq, mais d'après la formule adoucie de M. Lisle, de Marseille, n'a rien donné de concluant entre les mains de notre excellent confrère, M. le Dr C. Gros, qui avoue cependant n'avoir essayé cette médication que dans trois cas, dont l'un au début, et les deux autres dans une période déjà avancée.

Du reste, M. le Dr Pidoux, en permettant dans son service de Lariboissière, l'épreuve du traitement cuprique faite par M. Burq lui-même, M. Velpeau (1), par ses appréciations de la médication préconisée par M. Lisle, et enfin MM. les Drs Decori et Stoufflet, dans leurs thèses inaugurables, ont fait justice de cette méthode thérapeutique ainsi que de la prétendue immunité des ouvriers qui travaillent le cuivre.

En résumé, la science étant dépourvue d'un remède spécifique contre le choléra, la médecine des symptômes, sans perdre de vue les terminaisons diverses, nous a paru la plus rationnelle et la meilleure, bien que malheureusement insuffisante, si l'on en juge par les résultats.

Mais c'est dans la période de réaction, féconde en accidents de tout genre, que le médecin trouve l'emploi des facultés naturelles et acquises dont il est doué, pour combattre les manifestations graves et en même temps si variées d'une maladie qui revêt alors des formes diverses et se complique de phénomènes morbides multiples. C'est là que le génie médical brille de tout son éclat et fait acte de puissance, car il ne peut alors s'inspirer que des indications fournies par les circonstances du moment dans lesquelles les formules toutes faites ne trouvent que rarement leur application.

En tout cas, le peu d'efficacité des milliers de remèdes employés jusqu'à ce jour contre la période d'état du choléra doit surtout appeler l'attention sur les moyens de préservation, seule ressource bien sûre contre le fléau asiatique, si l'on sait mettre à profit les leçons du passé.

---

(1) Séance de l'Institut du 30 octobre 1865.

PROPHYLAXIE

PRÉSERVATION GÉNÉRALE

DÉDUITE DES FAITS OBSERVÉS EN ALGÉRIE

§ 1. — PRÉSERVATION MARITIME ET INTER-CONTINENTALE.

Refus de l'entrée du port de Suez aux pélerins musulmans revenant de l'Hedjaz, ou, au moins, quarantaine sévère suffisamment prolongée à leur imposer. — Dispositions préventives à prendre en Perse.

« Le choléra est une *provenance*, dit fort justement M. Grimaud de Caux (1), dans son beau et bon travail sur le choléra de Marseille de 1865, il faut lui fermer toutes les portes dont nous avons la clef dans la main. »

« Telle est la conclusion pratique la plus prochaine et dont l'application est la plus urgente pour mettre obstacle à de nouvelles transmissions. »

A cet effet, notre distingué et vaillant collègue en contagionisme, qui croit à la possibilité de la préservation personnelle par la neutralisation du principe cholérigène à l'aide des précautions qui ont réussi à Desgenettes contre la peste et au professeur Taddei (2) de Florence contre le choléra lui-même, conseille, comme moyen de préservation publique, de n'ouvrir qu'à bon escient la porte de Suez aux pélerins de la Mecque et de leur fermer celle de la France, qui est à Marseille.

---

(1) Études sur le choléra, faites à Marseille en 1865. (Comptes-rendus de l'Académie des sciences).

(2) Ablutions vinaigrées fréquentes, et changement de vêtements.

Mais la France algérienne, bien des fois troublée par d'autres provenances de la Mecque, que celle du choléra, ne peut, sans injustice et sans une impolitique contrainte, fermer ses portes à ses enfants indigènes que la foi religieuse conduit au tombeau du prophète. Reste alors la mesure de préservation dont les pèlerins du *Gazel-el-Kin*, dans l'invasion cholérique d'Alger de 1850, ont fourni un exemple si péremptoirement efficace.

Toutefois, ce n'est pas seulement par la voie maritime que le grand foyer cholérique de la Mecque rayonne sur l'Europe et sur le monde entier. Les groupes de pélerins musulmans, qui rejoignent leurs foyers en nombreuses caravanes, ont plus d'une fois propagé le fléau indien dans leur itinéraire exclusivement terrestre. C'est par la Perse, traversée sans obstacle par des caravanes venant des lieux saints, que se firent les trois grandes invasions cholériques qui ont ravagé l'Europe de 1850 à 1855. C'est donc aussi en Perse qu'il importerait d'appliquer, lors du retour des pélerins mahométans, les mesures prohibitives nécessaires. Les puissances musulmanes, plus rapprochées du centre épidémique, sont les premières intéressées aux précautions. La seule difficulté ne peut, par conséquent, tenir qu'à l'étude et au choix des moyens locaux de préservation.

Assainissement des bouches du Gange et autres fleuves de l'Inde. Projet grandiose mais impossible.

En fait de prophylaxie plus radicale, un médecin militaire de mérite, M. le docteur Bonnafont (1), recommande l'assainissement des contrées marécageuses du littoral indien et surtout du delta du Gange. Seulement, ce projet grandiose nous paraît à nous Algériens, qui savons toutes les difficultés que l'on rencontre pour assainir un petit coin de territoire, tout-à-fait impossible.

---

(1) N° du 13 octobre 1865.

Telle est, du reste, l'opinion du respectable doyen des médecins d'Alger, du bon docteur Négrin, ancien chirurgien en chef
de l'hôpital civil, qui a longtemps pratiqué dans les Indes.

C'est aussi l'avis de M. Dechambre, qui, à l'encontre des docteurs Ed. Favre et Espagne, nie la formation de toutes pièces
du choléra à la Mecque et le considère comme une importation
de l'Asie méridionale, par le contingent indien des caravanes.

« *Le choléra vient* du Gange, est une expression qu'il ne faut
pas prendre au pied de la lettre, dit l'honorable rédacteur en chef
de la *Gazette hebdomadaire de médecine* (1). On pourrait dire
tout aussi bien, qu'il vient d'autres fleuves de l'Asie, tels que :
le Cambodje, l'Indus, l'Euphrate. Le choléra prend naissance
sur le littoral méridional de l'Asie, voilà ce qu'on sait de plus
clair. Veut-on canaliser tout le littoral ? »

Établissement d'un poste médical d'observation à la Mecque.

Pour nous, qui voulons aussi demeurer dans l'ordre des choses possibles, il nous semble que l'endroit sur lequel la prati-
tique internationale de préservation devrait d'abord s'exercer,
est celui où la concentration des pélerins musulmans contaminés par les caravanes venues de l'Inde menace les trois con-
tinents de l'ancien monde. Mais, comme notre expérience des
mœurs arabes nous démontre clairement, non pas seulement l'insuffisance, mais l'impossibilité d'une intervention
médicale efficace dans ce tumultueux et fanatique rassemblement des serviteurs de l'Islam, nous voudrions voir
établir en ce lieu un poste de médecins ayant au moins
mission d'avertir, quand il y aurait lieu, de l'imminence des
invasions cholériques ou de tout autre épidémie procédant
par voie de contagion.

A ce cri d'alarme, les abords maritimes se fermeraient d'au-

____

(1) Lettre adressée à M. le Président de l'Académie des sciences.

tant plns sévèrement aux arrivages suspects qu'ils seraient plus rapprochés du foyer épidémique, ou plus exposés à son rayonnement, et que les migrations d'individus seraient en plus grand nombre.

En réclamant un poste médical d'observation à la Mecque, nous ne faisons que demander l'application *internationale*, sur un point donné, de l'heureuse institution des médecins sanitaires français en Orient. Cette utile création, due naguère à une proposition de l'Académie de médecine de Paris, sous l'inspiration de l'illustre Bégin, rendrait encore de plus grands services, si, en se *dénationalisant*, elle fusionnait dans son organisation tous les intérêts sanitaires des nations méditerranéennes.

La solidarité des peuples, en matière de santé, appelle même une entente encore plus générale sur les moyens de préservation rendus aujourd'hui si nécessaires par suite de la rapidité et de la multiplicité des communications entre tous les points du globe.

Nécessité de différents degrés dans les mesures de police sanitaire
et dans la durée de l'observation médicale.

La formule préservative ne nous parait donc pas devoir être partout la même. Il est évident que ses dispositions devraient se régler sur le degré de nocuité de la menace morbide. Les mesures de police sanitaire ont sans aucun doute une toute autre importance à Suez qu'à Alexandrie ; à Smyrne, Constantinople, Trieste, Ancône, Naples, Livourne, Marseille, Barcelone, Oran, Alger, Stora, Bône et Tunis, que dans les points d'arrivage intermédiaires, ou dans les escales insulaires. Malheureusement, les ports les plus menacés sont ceux qui ont le plus à souffrir des mesures de préservation, et ils sont naturellement les plus disposés à les enfreindre. C'est là pourtant qu'il convient d'appliquer, avec rigueur et dans la mesure la plus complète, les moyens de prophylaxie réglementés par la loi, selon nous, trop uniforme et trop peu exigeante qui est résultée, pour les ports de France et de l'Algérie, du décret du 23 juin dernier.

Bien que porté de 5 à 7 jours, à partir du débarquement, le délai d'observation imposé aux arrivages suspects nous semble, pour le moins, tout-à-fait insuffisant à l'égard des individus voyageant en troupe. Il est certain que les faits qui ont signalé ordinairement le début des invasions cholériques d'Alger démontrent la nécessité d'une plus longue durée d'observation appliquée aux détachements militaires venant de France pendant le règne épidémique.

Mais c'est à Suez, comme l'indique M. Grimaud de Caux, que la durée de l'observation sanitaire doit être la plus longue, surtout quand elle s'applique aux pèlerins arrivant de l'Hedjaz, car il y aurait peut-être une exception à faire, en faveur des voyageurs apportés par la malle de l'Inde, ceux-ci, ordinairement peu nombreux, étant depuis longtemps embarqués, venant de lieux divers rarement contaminés et se rendant isolément en des points différents.

Nous pensons donc que devant l'imminence d'une épidémie cholérique importée de l'Hedjaz, une quarantaine de 25 jours appliqués à Suez aux pèlerins musulmans ne serait point au-dessus des plus minces exigences d'une sage prévoyance.

Dispositions indispensables à introduire dans l'assiette et le régime des quarantaines.

Mais au moins faudrait-il que la mesure préservative que nous conseillons fût exécutée sérieusement, suivant certaines dispositions qui nous semblent de toute nécessité dans les ports de mer menacés d'invasion cholérique.

C'est que l'observation sanitaire à imposer sur le littoral aux provenances suspectes n'est point du tout une petite affaire.

La préservation maritime *presque sûre dans ses résultats*, si l'on savait le vouloir, exige, en effet, pour être efficace, des mesures particulières qui ne sont réalisables qu'avec le concours d'une volonté ferme et bien convaincue chez ceux qui dirigent la préservation.

Et d'abord, l'installation des locaux de tout genre et des campements destinés aux diverses catégories d'arrivants doit être d'avance préparée de manière à éviter tout désordre, toute surprise, tout mécompte.

1° Que les biens portants, suffisamment éloignés des malades, aient leur place distincte, reconnue salubre, distribuée et aménagée en vue de certaines distinctions sociales qui souffriraient trop de la promiscuité des rangs, et qu'un parcours au grand air suffisamment vaste leur soit réservé ; que la distribution intérieure, ainsi que l'ordonne l'article 73 du règlement sanitaire international du 5 mars 1853, soit en outre telle que les personnes et les choses appartenant à des quarantaines de dates différentes puissent être facilement séparées. Que tous soient alimentés et servis, autant que possible, suivant leurs goûts et leurs habitudes, mais dans les limites d'un tarif raisonnable et surveillé ; que les pauvres, suivant la prescription libérale de l'article 84, aient toujours une pitance et un abri assurés ; qu'enfin les mesures hygiéniques que, réclame tout rassemblement d'hommes, soient rigoureusement appliquées à tout le monde, nonobstant les moyens particuliers d'assainissement des personnes et de désinfection des choses exigés par les circonstances du moment.

2° Que les souffrants et les malades, promptement séparés des gens valides au moindre signe d'indisposition, trouvent, sous une direction médicale bienveillante et éprouvée, les soins que nécessite leur genre d'affection ; qu'à cet effet, trois infirmeries ou ambulances, suffisamment écartées et sans communication entre elles, soient d'avance constituées ; que l'une d'elles, placée dans le voisinage du siége de la quarantaine, soit affectée aux malades ordinaires ; que les deux autres, suffisamment distantes et reléguées au bord de la mer, où il importe tant de livrer aux flots l'enlèvement des déjections et l'imbibition désinfectante de toute les choses souillées, soient réservées aux individus atteints de l'indisposition épidémique préliminaire ou du choléra confirmé ; qu'un lieu de convalescence bien choisi permette, de plus, aux personnes en voie de guérison d'achever, en toute sécurité, leur quarantaine forcément prolongée.

5° Que des campements *sous la tente* bien préférables, à *cause de leur précieuse mobilité*, aux baraquements et autres abris *permanents*, soient d'avance préparés aux grandes agglomérations d'hommes, aux corps de troupe en particulier, et surtout disposés en quartiers distincts suffisamment distants les uns des autres, pour les bien portants et les malades des diverses catégories ; qu'ils soient situés sur des terrains secs, élevés et ouverts aux brises du large et que l'hygiène des camps y soit observée dans toute sa rigueur, en y ajoutant, suivant les cas, les moyens spéciaux d'assainissement et de désinfection que conseille la doctrine contagioniste.

Mais il importe surtout que la durée de la quarantaine soit proportionnée à l'étendue du danger pouvant résulter de la contamination par les individus admis à la liberté. C'est ainsi que les personnes appelées à habiter une caserne, une prison, un lycée, etc., devraient être soumis à une plus longue observation que les voyageurs qui vont et viennent isolément.

Pour ces derniers, la loi qui résulte du décret du 23 juin pourrait presque suffire à la rigueur ; mais pour les autres, elle est évidemment trop bénigne, et les faits malheureusement si nombreux qui la contredisent dans les nombreuses épidémies d'Alger appellent des modifications indispensables qui nous paraissent urgentes.

Cette loi cependant réalise un progrès considérable, et les considérants scientifiques sur lesquels elle s'appuie, si différents des idées naguère émises par le comité consultatlf d'hygiène, qui n'a pas craint de revenir sur une opinion antérieure, assurent, par la/ force des choses, un prochain et plus radical remaniement de la législation sanitaire.

En effet, les membres éminents de la haute commission appelés à formuler les dispositions préservatives nouvelles ont reconnu implicitement le principe de la contagion cholérique, avant qu'il fût proclamé, en face du monde entier, par la conférence internationale de Constantinople. Il y a même dans la loi plus que la reconnaissance impli- cite de la transmissibilité individuelle du choléra : les arti- cles 10-14, en prescrivant des mesures d'assainissement applicables aux bagages et marchandises ainsi qu'au personnel navigant et aux navires eux-mêmes, admettent nécessairement l'existence du contagium cholérique au milieu des objets provenant de pays en proie au fléau asiatique. Aussi nous bornons-nous à signaler ces articles qui complètent pour nous les dispositions que nous avons indiquées comme tout- à-fait néceessaires à la prophylaxie maritime du choléra.

Toutefois, le décret du 23 juin dernier, en laissant intactes les dispositions des règlements sanitaires intérieurs, maintient, par le fait, un certain nombre de lacunes ou tout au moins d'insuffisances dans les moyens de préservation à opposer aux invasions cholériques. A cet égard, nos vœux ne se bornent pas à une simple révision du régime sanitaire en vigueur ; ils appellent surtout la prompte promulgation d'un code régulier et uniforme de prophylaxie internationale. Le décret du 4 juin 1853 pour l'exécution de la convention sanitaire entre la France et la Sardaigne a été le premier pas dans cette voie ; la conférence internationale de Constantinople, due cette année à l'initiative généreuse du Gouvernement Fran- çais, sous l'heureuse inspiration du Ministre du Commerce et de l'Agriculture, conduit nécessairement à un régime sa- nitaire commun à toutes les nations.

§ 2 — PRÉSERVATION TERRITORIALE.

Double procédé des envahissements territoriaux du choléra.

On a dû remarquer dans l'historique des nombreuses invasions cholériques d'Alger comment le fléau asiatique s'est répandu dans l'intérieur des terres. La transmission isolée ou individuelle peut à peine être invoquée comme cause de la propagation morbide. C'est presque toujours, attaché à des groupes humains, que le mal dévastateur s'est étendu du littoral aux contrées du Tell et du Sahara. Les émigrations en masse des habitants des villes de la côte dans les villes de l'intérieur, et surtout les mouvements de troupes ont été les moyens habituels de la diffusion et de la généralisation épidémique.

Et quand une localité a été envahie par suite de la contamination opérée par un importateur unique, c'est que, presque toujours, le fait d'importation s'est produit dans un milieu propice à l'éclosion du germe morbifique, tel qu'un hôpital, une prison, une caserne, ou tout autre habitation favorable à l'explosion et à l'irradiation cholériques.

La libre circulation des foyers épidémiques que recèlent les groupes de personnes sorties de lieux contaminés, et l'imprudente admission des cas isolés ou multiples en des endroits tout prêts à devenir des centres puissants de contagion : tel est, sommairement, le double procédé des envahissements cholériques, non seulement en Algérie, mais dans tous les points du Globe.

Indication sommaire des dispositions préventives à prendre.

La direction à donner au déplacement volontaire ou forcé des populations, soit par une sage dispersion des émigrants en dehors des villes, soit par la mise à l'écart des groupes suspects et des malades ; la prompte dissolution ou l'isolement absolu des foyers établis ; l'empêchement rigoureux de l'importation morbide dans les lieux prédisposés à l'expansion épidémique, c'est-à-dire, dans les habitations collectives, et dans les hôpitaux principalement ; l'interdiction ou la suppression provisoire des grandes agglomérations d'hommes, telles que foires, kermesses, etc, et enfin la suspension temporaire des mouvements de troupes : voilà, d'autre part, brièvement formulés, les moyens à opposer aux grandes invasions territoriales du choléra.

Est-ce à dire que ces dispositions soient faciles et toujours assez efficaces pour arrêter complètement les progrès du terrible fléau ? Non, à coup sûr, car l'agent cholérique est trop subtil pour ne point s'introduire souvent encore par quelque fissure à travers les mille obstacles qu'on lui oppose ; mais au moins les ravages du mal en sont considérablement amoindris, sinon empêchés, et ce seul résultat suffit bien à encourager toutes les précautions ci-dessus indiquées.

§ 3 — PRÉSERVATION COMMUNALE.

Ce titre sous lequel nous comprenons l'ensemble des moyens propres à sauvegarder les villes, bourgs et villages, représente une question trop bien traitée par M. Michel Lévy, dans son livre d'hygiène, pour ne pas en offrir le texte à nos lecteurs.

Instruction préventive empruntée au livre d'hygiène de M. Michel Lévy.

« A l'approche des épidémies, dit le savant Inspecteur du service de santé de l'armée, l'autorité a des devoirs à remplir : elle veillera avec plus de rigueur à l'exécution des règlements de grande et de petite voirie, elle fera visiter les maisons insalubres, pour les améliorer d'office, ou pour fermer celles qui ne peuvent être assainies ; elle fera enlever les amas d'immondices, nettoyer les égouts, écouler les eaux croupies, laver journellement les ruisseaux, cesser l'entassement des ouvriers dans les garnis, et toutes les agglomérations insolites, car elle ne tardent pas à se convertir en foyers épidémiques; elle favorisera l'émigration des divers éléments de la population flottante si elle est devenue trop considérable; elle instituera des services médicaux en nombre suffisant; elle préviendra l'encombrement des casernes, des hôpitaux, des prisons. Des visites médicales préventives à domicile, peuvent être d'une grande utilité en temps d'épidémie cholérique. Elle provoquera les libéralités des classes aisées, pour procurer aux indigents des vêtements, de bons aliments, du combustible, du linge, rappelant aux premières que cette assistance contribuera efficacement à réduire la durée et l'intensité du fléau dans les résidences envahies, à l'éloigner peut-être de celles qui en sont encore exemptes. Gaymard et Girardin rapportent qu'à Breslau, le choléra s'arrêta, grâce à ces mesures auxquelles on ajouta l'assainissement des maisons, la fermeture des habitations le plus mauvaises, la dissémination des familles nombreuses entassées dans des locaux étroits. »

« Des soins prompts et réguliers, des lits bien espacés, le renouvellement continu de l'air, un personnel suffisant d'infirmiers, une surveillance assidue des médecins et des administrateurs, une répartition intelligente des malades, la séparation des convalescents, etc., contribuent, en temps d'épidémie, à diminuer dans les hôpitaux le chiffre de la mortalité. C'est à un pareil ensemble de mesures ordonnées à l'avance et exécutées avec suite que j'ai dû, en 1849, les résultats relativement favorables du traitement de 1.200 cholériques dans mes salles du Val-de-Grâce. Le premier, à Paris, j'ai isolé ces malades dans des bâtiments assez distants des locaux qui recevaient les autres malades, et tandis que les hôpitaux civils de Paris, où on avait laissé les uns et les autres en promiscuité, comptaient par centaines les cas de choléra dits *intérieurs*, c'est-à-dire développés dans les salles mêmes, au Val-de-Grâce, nous ne les avons comptés que par rares unités. »

« Une prévision triste mais nécessaire, s'applique aux inhumations. Dans les jours néfastes de 1852, les moyens de transport aux cimetières ont été insuffisants. Il convient d'assurer ce service, d'en dérober aux yeux de la foule l'appareil trop répété, de prévenir les inhumations précipitées, et l'accumulation des cadavres par la création de salles mortuaires, de veiller à la salubrité des cimetières, etc. »

« Les instructions populaires, les préceptes hygiéniques vulgarisés par la presse et les affiches, ont assurément leur utilité, elles témoignent de la sollicitude de l'administration, elles dissipent les appréhensions exagérées, elles font appel à la raison publique, à la réflexion, à la vigilance. Il n'y a lieu d'y détailler les prodrômes et les symptômes du mal redouté, d'y offrir matière à la peur, aux interprétations de l'ignorance. Mais, sous cette réserve, les avis au peuple tendent à fortifier son bon sens, sa résistance morale, et j'ai toujours pensé qu'au lieu de lui cacher les dangers d'épidémie qui le menacent, il fallait les lui dénoncer franchement à l'avance; j'ai toujours conseillé en temps utile ces avertissements, qui ne viennent le plus souvent qu'après l'explosion du mal. »

« Faut-il combattre ou encourager, en temps d'épidémie, les émigrations individuelles et collectives ? Elles profitent à la cité envahie, elles y diminuent la densité de la population, elles enlèvent au fléau un aliment, elles en atténuent la force et la durée : dans toutes les épidémies, l'encombrement joue un rôle funeste, et comme cause productrice du mal, et comme cause d'aggravation; elle le rend plus transmissible par la multiplicité des rapprochements, elle exalte l'activité des germes morbides, l'énergie des contagions, l'influence délétère des sources d'infection. Les émigrants augmentent-ils leur chance de salut? Sans nul doute. Qu'il s'agisse d'une affection contagieuse ou infectieuse, comment nier qu'en s'éloignant du foyer morbide, on s'éloigne du péril ? »

Cette importante citation empruntée à l'un de nos plus éminents hygiénistes, à un médecin qui a si brillamment fait ses preuves contre le choléra de Paris en 1849, et contre celui de notre armée d'Orient en 1854 et 1855, consacre, avec toute l'autorité d'un grand nom académique et hiérarchique, les principes qui doivent être suivis dans la préservation des communes.

Nécessité d'hôpitaux isolés et provisoires, pour le traitement des cholériques.

Après une instruction préventive si complète, il ne nous reste plus qu'à signaler encore, en nous appuyant sur les faits épidémiques tant de fois observés à l'hôpital du Dey, le danger de l'admission des cholériques dans les hôpitaux ordinaires, et la nécessité d'établissements isolés extra-muros pour le traitement exclusif de la maladie contagieuse, ne dussent-ils consister qu'en une ambulance provisoire établie sous la tente.

Sans rien ôter de leur importance et de leur nécessité aux secours à domicile, dont l'organisation bien réglée est toujours si utile en temps d'épidémie cholérique, nous pensons que l'assistance municipale et privée doit surtout s'appliquer à faire prévaloir le traitement toujours plus efficace des familles pauvres dans les hôpitaux provisoires que nous réclamons. L'intérêt des malheureux et celui de la santé publique sont, à cet égard, complètement d'accord.

Importance de la surveillance du service des eaux et de l'ingestion de l'autorité dans l'assainissement des demeures privées.

Enfin, comme l'eau nous paraît être le véhicule privilégié du principe cholérique et son moyen de propagation

par excellence, nous croyons devoir recommander particulièrement la surveillance des sources qui alimentent les fontaines publiques et qui pourraient être contaminées par des
infiltrations d'égouts et de fosses d'aisance. Cette surveillance doit aussi porter sur les lavoirs presque toujours voisins des fontaines et quelquefois des sources elles-mêmes.

Que du linge souillé par des déjections cholériques vienne
à être lavé dans des bassins mal rejointoyés, il n'en faudrait
pas davantage pour cholériser tout un quartier, et même
toute une ville.

Il importe aussi, en temps de choléra, que l'autorité recommande aux particuliers l'imbibition préalable du linge sale
dans l'eau bouillante de lessive avant de procéder à son
nettoyage, et qu'elle interdise l'usage des eaux de puits
dans les demeures privées.

Mais, c'est surtout à la généralisation de l'emploi des
moyens désinfectants, que la surveillance administrative doit
s'appliquer. Si, dans une ville envahie par le fléau, chacun
était tenu à l'assainissement de sa demeure, et à la désinfection de toutes les matières suspectes, l'épidémie serait
vite supprimée dans sa source.

§ 4 — PRÉSERVATION DOMESTIQUE.

Conditions générales et particulières de préservation. — Emploi des
substances désinfectantes. — Des moyens d'assainissement.

La préservation domestique contre l'influence cholérique,
consiste principalement dans l'observance de l'hygiène des
habitations privées. Or, sur ce point les dispositions les plus
favorables au maintien de la santé, sont d'abord celles qui
permettent le plus complètement le libre accès de l'air et

de la lumière dans l'intérieur des demeures, et fournissent le plus d'espacement posssible aux habitants.

Mais, contre l'envahissement épidémique qui nous occupe, la construction des lieux d'aisance exerce une action des plus importantes. Nous avons fait remarquer que dans les nombreuses invasions cholériques d'Alger les maisons les plus frappées ont toujours été celles où le dégagement méphitique des latrines se faisait le plus sentir ; la première mesure de préservation pour les habitations privées est donc l'établissement d'un système convenable de latrines. Les lieux dits à l'anglaise, s'ouvrant dans des fosses munies de cheminées d'appel, sont à peu près ce qu'il y a de mieux sous ce rapport. Les fermetures automobiles des lieux d'aisance sont aussi à appliquer, dans l'intérieur des maisons, aux puisards et autres réceptacles souterrains.

En tout cas, le moyen de remédier promptement aux défectuosités de construction de ces différentes annexes des habitations, consiste, en temps de choléra, à inonder de liquide désinfectant l'intérieur et le pourtour de toutes ces ouvertures, après les avoir lavées à grande eau.

Le bas prix du sulfate de fer, ou vitriol vert, met à la portée de toutes les bourses, un moyen simple et facile d'assainissement qu'on ne peut trop recommander. Un kilogramme de ce sel de fer dissous dans 10 litres d'eau peut suffire pour plusieurs jours. Il importe aussi de verser de cette dissolution dans les vases de nuit et chaises percées, surtout quand la diarrhée ou le choléra lui-même ont envahi une maison. L'hypochlorite de chaux étendu de 12 fois son poids d'eau et répandu autour des lieux, dans les habitations où les latrines sont mal construites, a également sa raison d'utilité. Dans l'intérieur des appartements dont on veut purifier l'air, mais où les vapeurs du chlore et celles du soufre pourraient altérer les tapisseries, tentures et autres objets, on peut recourir à l'usage du brôme dont il suffit de verser quelques gouttes sur une assiette pour désinfecter l'air d'une chambre. L'acide phénique employé de cette façon peut rendre le même service.

La plus grande propreté doit, de plus, être observée dans les cours, corridors et escaliers, sans parler de celle des appartements eux mêmes qu'il faut plus que jamais tenir dans le meilleur état possible ; les cuisines doivent être plus particulièrement surveillées ; les éviers qui communiquent avec les lieux seront hermétiquement fermés.

Les accumulations du linge sale dans les coffres, cabinets et greniers qui servent à cet usage, seront évités avec soin, et tous ces locaux parfaitement désinfectés; mais il importe, avant tout, que la portion du linge qui aurait pu être souillée par des matières suspectes, soit promptement imbibée dans l'eau bouillante mêlée de cendres de bois ou de carbonate de potasse, soumise, en un mot, à un lessivage préalable.

Pendant toute la durée du règne épidémique, l'usage des puits que renferment certaines maisons devrait être interdit aux habitants, car il n'est pas douteux qu'il y ait danger à se servir pour les usages domestiques, même seulement pour les soins de propreté, d'une eau que les infiltrations des fosses d'aisance peuvent si facilement infecter.

C'est le moment aussi d'entretenir avec le plus grand soin toutes les succursales d'habitations telles que bûchers, écuries, poulaillers, pigeonniers, magasins et autres communs dont le sol devra être aussi imperméable que possible.

§ 5 — PRÉSERVATION INDIVIDUELLE.

Conditions générales de résistance individuelle à l'influence cholérique.

Nous avons déjà cité dans le cours de ce travail le proverbe latin qui résume en trois mots les conditions individuelles de résistance aux influences épidémiques : (*sobrius, castus, quietus*). Il est certain qu'avec la *tempérance*, ou la modération dans le boire et le manger, avec la *continence*, c'est-à-dire la régularité des mœurs, et enfin avec la *tranquillité d'esprit*, toutes choses qui maintiennent dans l'homme l'heureuse harmonie des fonctions qui font la santé, on peut traverser presque impunément les plus graves épidémies. Les atteintes du choléra ne sont, le plus souvent, que la conséquence des infractions à l'une ou à l'autre de ces trois règles de conduite. Car, pendant le règne épidémique dans le milieu où il sévit, tous les organismes sont plus ou moins prédisposés à ses coups ; le mal, ainsi que nous l'avons dit bien des fois, est pour chacun *en puissance d'être*, il n'attend plus qu'une cause de trouble pour passer à *l'état d'action*. C'est donc à l'observance des préceptes de l'hygiène, de cette *science usuelle de la vie* qui devrait être si répandue, qu'il convient de demander les moyens individuels de préservation.

Dispositions préventives particulières à suivre individuellement.

Le savant hygiéniste, que nous avons déjà fait parler dans ce chapitre, va nous exposer, en quelques mots, les prescriptions de ce genre les plus nécessaires :

« Quant aux individus, dit M. Michel Lévy (1), on ne peut prescrire un régime préventif qui convienne également à tous les tempéraments, à tous les états de santé, etc ; mais on peut assurer que tous se trouveront bien de l'observance des règles suivantes : habitation dans des appartements spacieux, où la lumière et l'air pénètrent facilement, l'exercice au grand air dans des lieux élevés, mais jamais poussé jusqu'à la fatigue ; des vêtements épais qui abritent le corps contre les effets de l'humidité et des variations de tem-

____

(1) Traité d'hygiène, tome 2, page 462, (3ᵉ édition).

pérature ; des soins minutieux de propreté, des bains savonneux
ou alcalins qui nettoient la peau sans débiliter le corps ; une
nourriture substantielle, réparatrice et facile à digérer ; l'usage
d'un bon vin pour ceux qui ont l'habitude d'en boire ; la régularité dans les évacuations alvines ; point d'abus ni d'écarts
de régime, ils seraient funestes : les ivrognes et les gour-
mands forment avec les faibles, les infirmes et les misérables,
le principal contingent de la mortalité dans toutes les épidémies ; la précaution de ne pas sortir à jeun le matin pour
se rendre dans les hôpitaux, dans les lieux insalubres; le calme et la fermeté d'esprit, l'éloignement de toutes les circonstances qui peuvent exciter la tristesse, la peur, les passions
violentes, la colère, etc ; un sommeil suffisamment prolongé ;
le traitement immédiat de toute indisposition naissante ;
tels sont les préceptes auxquels doivent se soumettre ceux
qui vivent dans une atmosphère contaminée ou à proximité
d'un foyer de contagion. »

PRÉSERVATION LOCALE
OU PROPRE A LA VILLE D'ALGER

Les nombreuses considérations dans lesquelles nous sommes entrés, sous les cinq titres précédents de préservation
générale, nous dispensent d'un long exposé de préservation locale, celle-ci ne pouvant être, en somme, qu'une simple application
tion des principes ci-dessus établis. Nos conclusions en sept propositions approuvées par la Société de médecine d'Alger, dans
sa séance du 6 mars dernier, suffiront bien sans doute à remplir
le programme de cette préservation auquel elles nous paraissent
donner le cachet d'autorité nécessaire à son adoption officielle.

Propositions lues devant la Société de médecine d'Alger et approuvées par elle dans sa séance du 6 mars 1866.

1° Refus d'admission en libre pratique de tout bâtiment de provenance suspecte avec patente brute;

2° Création d'un lazaret définitif à Sidi-Ferruch;

3° Établissement de deux ambulances provisoires *extra-muros* pour le traitement exclusif des cholériques.

Le fort des Anglais et la maison dite de Tivoli qui a déjà été affectée autrefois à cette destination, par leur position au bord de la mer. par leur isolement et par leur proximité convenable de la ville et des deux hôpitaux dont ils sont appelés à être les succursales, paraissent être les lieux le mieux appropriés à cette installation hospitalière spéciale.

4° Interdiction absolue d'entrée et de séjour aux hôpitaux ordinaires pour tout malade cholérique, et évacuation immédiate à l'ambulance la plus proche de tout individu pris de symptômes de choléra à l'intérieur d'un des établissements hospitaliers;

5° Assainissement de la ville d'Alger, par un régime d'eaux et un système d'égouts plus complet, l'eau de la mer pouvant être utilisée au lavage des rues et à l'entraînement des immondices; par l'éloignement du quartier d'Isly, des tanneries et de l'abattoir ; par une surveillance active des demeures privées, surtout en ce qui concerne le méphitisme des fosses d'aisance.

6° Avec la seule menace d'invasion cholérique, relégation *extra-muros* de la prison et des pénitenciers militaires:

7° Devant l'imminence épidémique, immobilisation des troupes dans leurs postes respectifs et, en cas d'invasion, campement des militaires en dehors de la ville.

TABLE ANALYTIQUE DES MATIÈRES.

PREMIÈRE PARTIE.

HISTOIRE ANALYTIQUE ET CRITIQUE

DES

ÉPIDÉMIES CHOLÉRIQUES D'ALGER.

DU CHOLÉRA D'ORAN EN 1834.

PRÉLUDE DES NOMBREUSES INVASIONS CHOLÉRIQUES DE L'ALGÉRIE.

PREMIÈRE INVASION CHOLÉRIQUE D'ALGER.

Année 1835.

DEUXIÈME INVASION CHOLÉRIQUE D'ALGER
Année 1837.

TROISIÈME INVASION CHOLÉRIQUE D'ALGER
Année 1849.

QUATRIÈME INVASION CHOLÉRIQUE D'ALGER.

Année 1850.

CINQUIÈME INVASION CHOLÉRIQUE D'ALGER.

Année 1854.

SIXIÈME INVASION CHOLÉRIQUE D'ALGER.

Année 1855.

SEPTIÈME INVASION CHOLÉRIQUE D'ALGER.

Année 1859.

DEUXIÈME PARTIE.

—

DÉDUCTIONS PATHOLOGIQUES, THÉRAPEUTIQUES ET PROPHYLACTIQUES.

—

CHAPITRE I⁰ʳ

—

CAUSES DU CHOLÉRA

—

§ 1. — CAUSE EFFECTIVE. — CONTAGION.

—

CHAPITRE II.

— SYMPTÔMES ET MARCHE ; — DURÉE ; — TERMINAISONS ; —
COMPLICATIONS ; — LÉSIONS ORGANIQUES.

CHAPITRE III.

Traitement et prophylaxie.

PROPHYLAXIE

PRÉSERVATION GÉNÉRALE

DÉDUITE DES FAITS OBSERVÉS EN ALGÉRIE

§ 1. — PRÉSERVATION MARITIME ET INTER-CONTINENTALE.

§ 2 — PRÉSERVATION TERRITORIALE

§ 3 — PRÉSERVATION COMMUNALE

§ 4 — PRÉSERVATION DOMESTIQUE

§ 5 PRÉSERVATION INDIVIDUELLE

PRÉSERVATION LOCALE

CARTE D'ALGER ET DE SA BANLIEUE.

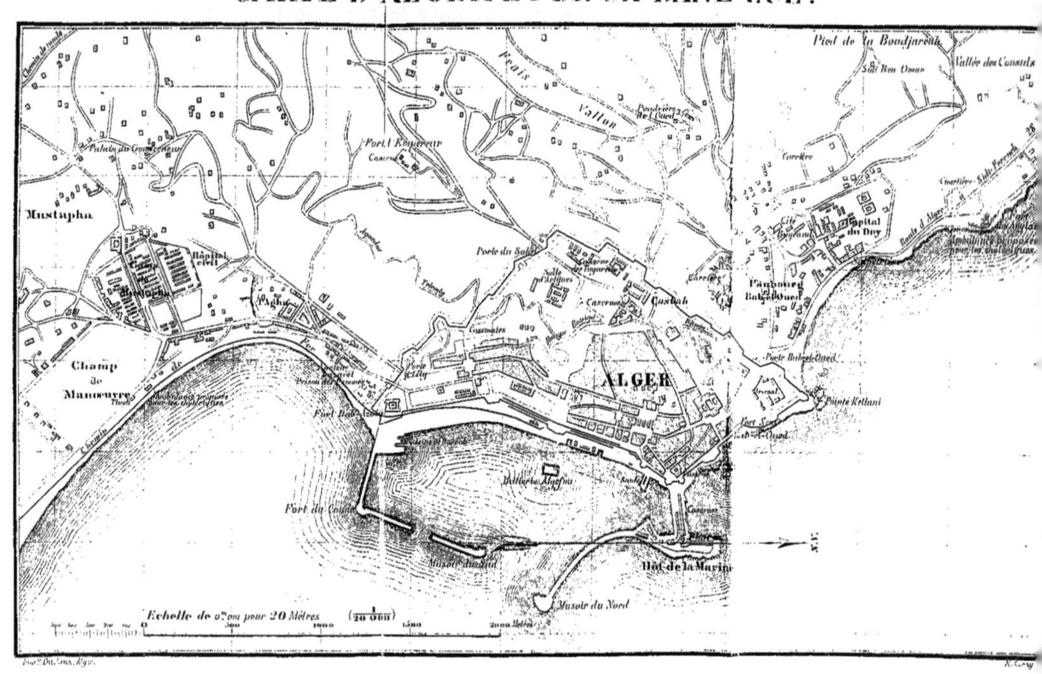

Pied de la Boudjareah
Sidi Ben Omar
Vallée des Consuls
Frais Vallon
Poudrières de l'Oued
Carrière
Cimetière Sidi Ferruch
Palais du Gouverneur
Port l'Empereur
Hôpital du Dey
Route d'Alger
Ambulance déposée
Mustapha
Porte du Sahel
Faubourg Bab-el-Oued
Hôpital civil
Caserne des Janissaires
Casbah
Pacha
Porte Bab-el-Oued
Champ de Manœuvre
Tivoli
Fort Bab-Azoun
Pointe Kelhni
Prison des Femmes
Batterie des Magasins
Santé
Fort du Coude
Caserne
Musoir du Sud
Ilôt de la Marine
Musoir du Nord
Echelle de 0,001 pour 20 Mètres   (1/20,000)
0   500   1000   1500   2000 Mètres
ALGER